「志なき医療者は去れ！」

岩永勝義、病院経営を語る

[増補改訂版]

尾形裕也 著

日本看護協会出版会

発刊によせて

　本書は、2009年（平成21年）に刊行した『志なき医療者は去れ！岩永勝義、病院経営を語る』（マスブレーン）の増補改訂版である。最初の出版から14年を経た今日、改めて増補改訂版を世に問うことについては、若干の説明が必要であろう。

　そもそも旧版については、私が書いたというよりは、岩永勝義先生という、優れた病院経営者（元国家公務員共済組合連合会熊本中央病院院長）の語録をまとめた書物であった。幸い旧版は好評で、この種の専門書としては異例の総計6,000部近い売り上げを記録していた。これもひとえに、岩永先生の時代を超えた優れた病院経営のあり方と志高い生き方が、人々の心を打ったためであると思われる。

　旧版については、出版元の事情で、残念ながら2023年（令和5年）3月をもって廃刊となった。しかしながら、刊行以来14年を経て、同書の「岩永語録」は、ますます輝きを放っているように見える。たとえば、2022年度（令和4年度）の診療報酬改定において導入された「紹介受診重点医療機関」への評価などは、岩永先生が長年実践されてきた急性期病院の外来経営戦略そのものである。また、今年（2023年）ようやく法制度化が実現した「かかりつけ医」機能は、岩永先生が最も重視していた医療のあり方であった。

　こうしたことを踏まえると、今こそ「岩永語録」が読まれるべき時と考え、志を同じくする何人かの方々と相談し、この度、『「志なき医療者は去れ！」岩永勝義、病院経営を語る　増補改訂版』を日本看護協会出版会から刊行することとなった。その際、旧版部分（本書第1部）については、若干のデータや表現等の更新に留め、基本

的に当時の岩永先生の熱い口調をそのまま保存している^(注1)。岩永先生曰く「情報は情を込めないと、伝わらない」。

　それに加えて、本書第2部においては、その後の熊本中央病院の状況について、データを示すとともに、経営幹部の方々にインタビューを行っている。これによって「岩永後」も、岩永先生の精神は組織に脈々と受け継がれ、熊本中央病院の経営に生かされていることがわかるであろう。さらに、近年の医療制度改革の動向を整理し、それがいかに「岩永語録」にぴったり合ったものとなっているかについて論じている。第1部と第2部を通読することによって、「岩永語録」は過去のものではなく、全く今日的な内容のものであることがわかるはずだ。医療機関の経営をめぐるさまざまな困難な問題を考えるに当たって、「岩永語録」は、必ずや「導きの糸」になるものと信ずる。

　本書を取りまとめるに当たっては、さまざまな方のお世話になった。そのすべてを取り上げることはできないが、この場をお借りして篤く御礼を申し上げたい。特に、旧版から増補改訂版への移行をご快諾いただいた株式会社日本経営の藤澤功明会長及び銀屋創専務、並びにその移行にお骨折りいただいた尾上悦朗氏には感謝申し上げたい。また、本書の編集を担当していただいた日本看護協会出版会の戸田千代氏及び椚田直樹氏に対しては感謝の言葉もない。両氏の献身的なサポートがなければ、本書の刊行は実現しなかったであろう。さらに、大変お忙しい中、第2部のインタビューでご登場いただいた濱田泰之熊本中央病院顧問、笹本好里子看護部長、小林秀幸名城病院事務部長（いずれも肩書は2023年7月現在）のご協力に対して感謝申し上げたい。御三方のそれぞれ異なる角度からの「岩

注1　「批評はそれが書かれた時の日付を背負うべきものである」
　　　高階秀爾（1993）『20世紀美術』ちくま学芸文庫 p.265

永時代」及び「岩永後」についてのお話は大変興味深く、貴重な証言であった。紙数の関係で、そのすべてを掲載できなかったことは大変残念であり、この場をお借りしてお詫び申し上げたい。

　本書が病院経営者のみならず、すべての医療関係者に対する「励ましの書」となれば望外の喜びである。

2023 年 7 月

尾形裕也

第2部

挑戦　「岩永後」の熊本中央病院

第 **1** 部

改革

岩永院長時代

＊第1部には、2009年刊行の『志なき医療者は去れ！ 岩永勝義、病院経営を語る』（マスブレーン）の内容を
　収録しています。
＊Boxと脚注の一部については、2023年時点の情報に基づき、加筆修正を行っています。

第 1 章

プロローグ

1

何もやることがなくてタイクツだ

　昼下がりの明るい応接室。隣の院長室から姿を現した白衣の男は、人なつっこい笑みを浮かべながらおもむろにソファに腰を下ろした。いきなりジャブが飛んでくる。

「今日は駐車場に車が多いので、僕は機嫌が悪いんだ」

「は？」

「窓から外を見てください。今日はこの調子だと、外来患者が400人をかなりオーバーしてしまいそうだ。きわめてまずいネ」

　応接室の窓から外を眺めてみると、確かに病院の前に広がった駐車場には来院患者や家族のものとおぼしき自動車が停められている。しかし、「多すぎる」というほどの台数でもなさそうだ。まだ駐車スペースには余裕があるように見える。

　それに、「客」が多くて機嫌が悪くなる経営者というのは、いったいどういうことだろうか。何が「きわめてまずい」のだろうか。

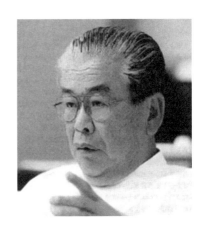

　岩永勝義。国家公務員共済組合連合会熊本中央病院の院長である。風貌は、かつて一世を風靡したはるき悦巳の名作「じゃりン子チエ」に出てくる「花井拳骨」先生（花井のオッちゃん）にそっくりだ（と言ったら、わかっていただけるだろうか？）。

　「今日は1日院長室で何もやることがなかった。タイクツだなあ」
　聞いているこちらがちょっとどっきりさせられるようなことを平然とのたまう。さっきから鋭い連続パンチが飛んでくるので、こちらも安穏とソファに腰かけてはいられない。岩永院長が繰り出すひとつひとつの言葉の意味するところをしっかり受けとめる必要がある。インタビュアーとしては緊張感のある会見だ。
　「僕は医者としては、3年前からもうお払い箱なんだ。院長がいると邪魔だから、もう診療に顔を出さないでくださいと若いやつが言うんだよ」と嬉しそうに語る。
　いくつになっても現場に立つことを生きがいとしたり、リーダーは常に「率先垂範」でなければならないと思い込んでむやみに忙しがっている院長が多い医療界では、こうした態度や発言は異色（ないしは人によっては不遜）とうつる。また、平気で「タイクツだ」な

どと言えるのも、本人がシャイなための一種の「照れ隠し」だけではなく、実は経営者としてのなみなみならぬ自信の表れだろう。

これは、経営の王道から言えば、実はきわめてオーソドックスな態度であると言える。たとえば、トヨタやキヤノンの社長が工場で陣頭指揮をとったり、油にまみれて機械を動かしたりというようなことは、普通はしない（企業が危機にあるときなどの意識的な「演技」としてはあえてやってみせるかもしれないが）。野球界においては、いわゆる「プレイング・マネージャー」は（少数の例外を除いて）あまりうまくいかない、というのが常識になっている。

トップ・マネジメントには他にやるべきことがある。トップがヒマだと平然と言えるのは、実は組織がしっかり動いているという確固たる裏付けと自信なしにはありえないことなのである。

この、ちょっときかん気な少年がそのまま大人になったような印象の病院長は、実は端倪すべからざる資質と能力を持った「経営者」なのである。以下は、「岩永語録」ともいうべき、そのインタビューに基づくレポートである。

第 **2** 章

決 断

1

熊本中央病院の立地
どこが「中央」病院だ?

　読者は、あるいは、熊本中央病院というのは、その名称からして、熊本市の中心部に立地しているものと想像されるかもしれない。国家公務員共済組合連合会が設立母体という（準）公的病院が、交通至便な中心市街に立地して、大した苦労をすることもなく患者を集めているのではないか、と。

　実は、かつてはまさにそうだったのである。現在地（熊本市田井島1丁目）^(注1)に移転したのは1997年（平成9年）1月のことであり、それまでは、1951年（昭和26年）の診療所開設以来、長い間、同病院は、熊本市新屋敷の中心街に位置していた。

注1　2012年4月から、熊本市に行政区（中央区・東区・西区・南区・北区）が設置され、熊本中央病院の住所は熊本市南区田井島1丁目5番1号となった。

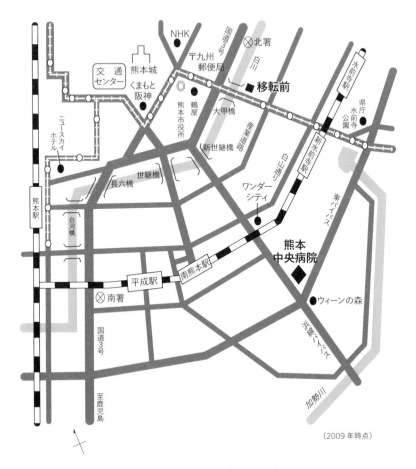

図1-1 | 熊本中央病院の立地

　図1-1をご覧いただきたい。現在地は熊本市の中心市街から東南に大きくはずれたバイパス沿いの郊外にある。これに対し、移転前の病院所在地は、まさに熊本市の中心地にあったことがわかる。

　病院の開設主体が「国家公務員共済組合連合会」であることからもわかるように、もともとこの病院は国家公務員及びその家族に対して医療サービスを提供することを第一の目的とする「職域病院」

であった。これは、健康保険組合等が母体企業の従業員とその家族のために病院を保有することと基本的には同じである。

熊本市は歴史的に国家公務員の多い町である。明治維新政府は、九州における行政の中心地を当初は熊本に置いた。1877年（明治10年）の西南戦争において戦局の一大焦点となった熊本鎮台をはじめ、国の地方出先機関の多くが熊本に置かれた。

旧制高校も、いわゆるナンバースクールの1つである「第五高等学校」が置かれている。ちなみに、漱石・夏目金之助が五高の英語教師として熊本に赴任していたのは、1896年（明治29年）から1900年（明治33年）の間のことであった。漱石の『三四郎』では、主人公の小川三四郎は五高を卒業し、上京してくるという設定になっている。

現在では、その地位を福岡に譲っているとはいえ、今日でも財務省の地方財務局のうち九州財務局は熊本に置かれ、福岡は福岡財務支局であることなどにその名残りが見られる。熊本は、「役人と軍人の町」だったのである。

国家公務員共済組合連合会の直営病院は、分院を含め、2008年（平成20年）12月現在、全国で24施設を数えるが、そのほとんどは札幌、東京、名古屋、大阪、福岡をはじめとする政令指定都市及び金沢、高松等の地方の中心都市に立地している。これは、国の地方出先機関（支分部局）が置かれ、国家公務員及びその家族が多い地域に直営病院を設置するという基本的な考え方に基づいている。

熊本中央病院も当然そうした考え方に基づいて開設された病院である。したがって、当初は、国家公務員及びその家族が数多く居住し、アクセスの良い熊本市の中心部に立地したことも当然であったと言えよう。まさに熊本「中央」病院であったわけだ。しかし、これは何も熊本中央病院に限ったことではなく、多くの連合会直営病院に共通の特色である（たとえば、東京の虎の門病院本院、大阪の大手前病院などの例を見られたい）。

しかし、1997年（平成9年）1月に熊本中央病院はあえて郊外の現在地に移転新築した。今でこそ大型スーパーやマンションが周囲に建っているが、病院が移転した12年前には文字通り「郊外」の何もないところだった。それこそ「蛇が泳いでいた低湿地」だったそうだ。

　熊本市の中心地からわざわざそんな辺鄙なところに移転することについては、当然のことながら、当時は周囲から大変な反対があった。連合会本部からも「正気の沙汰でない」と止められたそうだ。

　しかし、実は、この「正気の沙汰でない」移転新築の意思決定こそが、当時としては革命的な病院経営の考え方についての「コペルニクス的転回」であり、今日の熊本中央病院の基本的なあり方を決定付けた「決断」なのである。

　この章では、その辺のことから話していこう。

2

病院とは何か？

　本題に入る前に、そもそもここで言っている「病院」とは何か、その正確な内容をご存知だろうか。わが国においては、「医療法」という法律において、病院や診療所等の医療施設の定義が与えられている。

　それによると、病床数20床以上を有するものが「病院」であり、19床以下のものが「診療所」であるとされている。したがって、診療所といっても1床から19床までの病床を有するものがあり、これらは通常「有床診療所」と呼ばれている。また、病床のない、ごく普通のクリニックが「無床診療所」である。

　図1-2には、これらの医療施設の概念図を示した。全国の病院は、2008年（平成20年）9月末現在の概数で8,795施設を数える。かつ

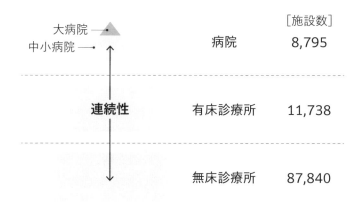

<figure>

		[施設数]
大病院 ━ 中小病院 ━ ▲	病院	8,795
連続性	有床診療所	11,738
	無床診療所	87,840

</figure>

図1-2 | 日本の医療施設体系に関する概念図
出典：厚生労働省「医療施設動態調査（平成20年9月末概数）」より作成

てはわが国の病院数は1万を超えていたが、近年その数は緩やかに減少しつつあり、2006年（平成18年）5月以降は9,000を切っている。しかし、それでもアメリカなどは、人口は日本の2倍、面積は日本の25倍以上もあるのに、病院の数は5,800ほどである。わが国の病院数は国際的に見ても決して少ないわけではないことがわかる。

　次に、診療所については、有床診療所の総数は1万1,738施設と、病院の数を上回っている。しかし、有床診療所はかつては3万以上あったので、近年急速にその数が減ってきていることがわかる。

　これに対して、8万7,840施設と、有床診療所の7倍以上の数があるのが病床のない無床診療所である。無床診療所は、有床診療所とは対照的に、近年急速に増加しつつある。病院の中堅どころの勤務医が「開業」して、病院が「医師不足」に陥る、というようなことがよく言われるが、無床診療所の数が増加傾向にあることは、そうした活発な「開業」の結果であると言える。

　図1-2では、病院が底辺の大きな三角形（ピラミッド）の図形となっているが、これは、大病院が少なく、中小病院が多いことを示して

いる。病床数が 500 床以上あるいわゆる大病院は、全体の 5％程度を占めているに過ぎない。また、300 床以上の病院としてみても、全体の 2 割に届かない。わが国の病院の多くは病床数が 200 床未満あるいは 100 床未満の中小病院なのである。

　その結果、図 1-2 に示したように、わが国の医療施設の体系については、無床の診療所から有床診療所、中小病院を経て、大学病院等を含む大病院に至る、きわめて連続的な構造となっていることが大きな特徴である。そして、われわれ国民もこうした「連続性」をごく当然のことと受けとめて行動している。

　わが国の医療については、医療機関への受診が「フリー・アクセス」になっているとよく言われる。たとえば、風邪を引いたと思った場合、家の近くのベッドのない小さな診療所にかかろうが、巨大な大学病院の外来に行こうが、それは基本的に患者本人の自由であるということになっている。

　これはわが国ではごく当たり前のことだと考えられているが、実は、諸外国では必ずしもそうはなっていない。風邪を引いた場合には、まずは「かかりつけ」の診療所で診てもらうのが普通である。いきなり病院へ行くということは、救急医療の場合等を除いては、通常は考えられない。ましてや大学病院に風邪引き患者が直接やってきたりはしない。

　わが国の医療の現状を批判する言葉として、よく「3 時間待って3 分診療」ということが言われる。これは、特に大病院における外来の混雑ぶりを揶揄した言葉であり、「もっと時間をかけたゆとりのある診療を、待たずに受けられるようにすべきだ」などと政府の医療政策が批判されたりする。

　確かに、長時間待たされて、そのあげくにおざなりな診察で済まされてしまったら、腹も立つだろう。「政府は何をしているんだ」ということにもなる。

しかし、実は「3時間待って3分診療」という現象は、基本的に上述した「フリー・アクセス」を維持していることの結果なのである。「フリー・アクセス」となっていない国では、「時間をかけたゆとりのある診療を、待たずに受けられる」かもしれないが、一方で、実は「3時間待っても診てもらえない」ことが十分起こりうるのである。

　以上、日本の医療施設の現状と問題点について少しくわしく説明してきたが、実は、このことと、熊本中央病院の移転新築の「決断」とは密接に関連しているのである。

3
熊本中央病院再生の「将来ビジョン」
革命は3人集まれば成就する

　岩永院長が（ご本人によれば）まだ「ペーペー」の勤務医だったころ、というのは昭和50年代から60年代初めのころのことだが、熊本中央病院の行く末について真剣に悩んだ時期があったという。

　それは、基本的には、「こんな病院は地域になくても一向に構わないのではないか」という疑問だった。

　当時の熊本中央病院は、熊本市の中心部に位置するという立地の良さの結果、多くの外来患者が押しかけ、それなりに「繁盛」していた。経営的にも黒字を続け、一見、問題がなさそうに見えた。しかし、若き岩永医師の眼から見ると、病院と言いながら、当時の熊本中央病院は診療所とほとんど同じ医療を行っており、「中央病院がなくなったとしても、別に地域住民は困らない」、「こんな病院はいらない」状況にあった。

　そこで、熊本中央病院の存在意義はどこにあるのか、病院としてのミッション（使命）は何なのかを徹底的に考え抜いたという。

ちょうど、世の中では、主として診療所の医師の役割をめぐって、「家庭医」に関する議論が盛んに行われていた（Box-1 参照）。「家庭医」構想については、日本医師会の強い反対等もあって、結果的には不幸な結末をたどることになったわけだが、当時の岩永医師は、診療所に期待される役割が「家庭医」なのなら、病院は、まさに「家庭医」のやらないこと、「家庭医」とは逆の方向を目指せばよいのではないか、と考えたという。

Box – **1**

「家庭医」について

　「家庭医」については、欧米におけるいわゆる family doctor やイギリスにおける general practitioner（GP：一般医）等を念頭において、「平素から健康管理を含めたプライマリ・ケアを担い、地域の特性を考慮しつつ健康増進、疾病予防から、早期発見、治療、機能回復訓練に至る包括的かつ継続的な保健医療を行う医師」（昭和63年版厚生白書）として、厚生省に設置された「家庭医に関する懇談会」において検討が進められ、1987年（昭和62年）4月には2年間にわたる検討結果を取りまとめた報告書が公表された。

　しかし、日本医師会等は、家庭医の「制度化」は、医師に専門医と家庭医という2つの異なる身分制度を導入するものであるとして、これに反対し、代わりに「かかりつけ医機能」を主張した。「家庭医」という言葉は、その後、医療界においては、一種の「禁止用語」となっており、わが国において今日まで病院と診療所の機能分化が十分に進展してこなかった一因となっている。

　近年、コロナ禍の中で、わが国の医療提供体制のあり方について議論が起こり、「かかりつけ医機能が発揮される制度整備」のための所要の改正を含む医療法の改正法案が国会で審議され、2023年5月に成立している。

そして、熊本中央病院の今後のあり方について院内で徹底的に議論を行い、1987年（昭和62年）に、当時の院長の「この病院をこれからどうするか？」という諮問に対し、中央病院の将来計画に対する答申書という形で、将来ビジョンを取りまとめることに成功した。

　このビジョンの概要は、Box-2に示したとおりである。ここでは、3つのポイントが示されている。岩永院長によれば、①は総合病院との決別、②は診療所機能（ことに外来）・慢性疾患との決別、③は医療資源に対する効率の追求である、ということになる。

　一読して、まず、この文書が1987年（昭和62年）、つまり今から20年以上も前に書かれたものであるということに驚かされる。上記の3つのポイントは、今日でも十分に通用する考え方である（と言うよりも、いまだにこれらを理解していない言説が横行しているのが、日本の医療界の現状である、と言ったら言い過ぎだろうか？）。

　以下、もう少しくわしくこれらの3つのポイントについて見てみよう。

Box - **2**

昭和62年答申の概要

①経営効率や医療行為の質的充実をもたらすためには、500～800床のベッドを確保した総合病院が望ましいが、医療計画等の関係から直ちに増床が不可能な場合は、現有の病床の有効な利用しかない。ベッド及び人員を重点的に活用し、地域における最先端を担える科を中心に活動する。地域における指導的役割を果たすためには、将来にわたり、多くの病院間の連携及び病診間の連携を深める必要がある。

②現今の医療の進むべき方向を考えると、診療所及び慢性疾患治療施設（中間施設）とは明らかに異なる質的・量的機能を備えて、はじめて病院として存在しうる。従って、将来の方向としては、

一般の外来を縮小し、重症・救急など一般の診療所での対応の難しい症例を中心に本来の病院の機能を発揮したい。そのためには、他の診療所・病院との連携を密にし、信頼の輪を拡げる必要がある。病院全体を機能的に新築する以外、上記の目的は達成し難い。

③現在の及び将来の医療政策から考えれば、質のいい医療を提供して病院の医療経営を成り立たせることは極めて困難である。国民の負担によって医療が成り立っている限りにおいて、大幅な医療費の増額を求めることは、国民的コンセンサスは得られない状況にある。しかしながら、今日の医療を明日の医療へと継続させていくためには、確固たる医療経営もまた必須条件である。無駄のない効率的な医療、信頼される医療を提供することは、多くの患者さんに診療活動をすることによってのみ可能である。量的拡大が質的向上につながる面を本来医療は持っている。しかし、あくまでも質的充実と効率的な医療を行うためにこそ、量的拡大が必要なのであって、量的拡大そのものが目的ではない。粗雑な診療行為とならないように、量的拡大に伴う歪みには、十分注意を払わねばならない。病める人の精神的・経済的・肉体的負担を最小にして、最大の医療効果を挙げることが医療本来の目的であることを深く認識して医療に従事しなければならない。

＊岩永勝義（1998）より、抜粋し、一部文章を改めている。傍線は引用者。

　まず、第1の点であるが、総合病院との決別、という点については、少し説明が必要だろう。

　かつては医療法上「総合病院」という制度があった。これは病床数100床以上で、内科、外科、産婦人科、眼科、耳鼻咽喉科の5科以上の診療科を有する病院は、「総合病院」を標榜することができるという、いわゆる名称独占の制度であった（この要件を満たしていない病院は「総合病院」を名乗れなかった）。現在でも「○○総合病院」

という名前のついている病院の多くは、その当時の制度の名残りである。

　総合病院は、患者にとっては、文字通り「総合デパート」のようなもので、便利な面もなかったわけではないが、肝心の当該病院の有する実質的な機能については何も語っておらず、意味がないとして、1997年（平成9年）のいわゆる第三次医療法改正において廃止された。岩永院長によれば、総合病院は「国民一般にその名称が幻想を与え、大病院志向、不必要な検査等、ときには不経済な医療費を消費した一因でもあった」という。

　①は、こうした総合病院、大病院的な方向ではなく、「地域における最先端を担える科」を中心に、病院の機能を再編成することをうたっている。いわゆる「選択と集中」の発想であり、これは、GE（ゼネラル・エレクトリック社）のジャック・ウェルチ元会長が唱えた、いわゆる「ナンバーワン経営」にも通ずる考え方であると思われる[注2]。

　次に、第2のポイントは、そもそも（急性期）病院のレゾン・デートル（存在意義）はどこにあるのか、という基本認識に関わっている。

　ここでは、診療所や慢性疾患施設ではない急性期病院は、まず一般の外来を縮小し、入院を中心とした本来の病院の機能を発揮すべきであることを明快に打ち出している。そのためには、①とも関連するが、他の診療所や病院との間の機能分担、連携を深めていく必要があるということになる。

　このあたりの文言を読むと、厚生労働省が近年強調している「医療における機能分化と連携の推進」という基本的な政策の方向性と見事に合致していることがわかる[注3]。

注2　「（市場において当該企業が）ナンバーワンかナンバーツーでなければ、再
　　　建か、売却か、さもなければ閉鎖する戦略」（ジャック・ウェルチ（2005）『わ
　　　が経営（上）』p.175）

しかし、岩永院長に言わせれば、「僕はべつに厚生労働省の政策に従ったわけでも何でもない。向こうが（勝手に）あとからついてきたんだ」ということになる。

事実関係としては、それは全くその通りだろう。厚生労働省が何を考えているのかを常に気にし、その後をついていくことばかり考えている医療機関経営者（それでも何も考えないよりは、はるかにましかもしれないが！）が多い中では、こうした岩永院長の「昂然」（傲然？）たる態度は、きわめて異色に映る。「お上」に頼らず、わが道を行く、という姿勢は、わが国においては貴重なものだ。しかしながら、こうした「長いものに巻かれない」スタンスを維持していくことは、「言うは易く、行うは難い」ことでもある。

第3に、医療における効率性の追求ということである。

③に書かれていることは、一般国民にとっては、しごく当然のことであり、受け入れやすい文言であると思われる。医療といえども、他の経済活動と同様、限りある資源を配分し、国民の負担によってサービスが提供されているということには変わりはない。できる限り効率性を追求し、無駄のないサービス提供を目指す必要がある。

ところが、この「国民の負担によって医療が成り立っている」という、ごく当たり前のことが、医療界においては必ずしも当たり前ではない面がある。

最近も、いわゆる「医療崩壊」にかこつけて、医療費さえ増やせばすべての問題が解決するかのような無責任な言説が医療界では横行している（こういう議論を、「多々ますます弁ず」（つまり「多ければ多いほど好都合である」という意味）の議論と呼ぶ）。

岩永院長は、こうした医療界の「多々ますます弁ず」論とは明ら

注3　たとえば、厚生労働省（2007）「第2回医療構造改革に係る都道府県会議配布資料」によれば、「医療機能の明確化・機能分化・連携・情報開示・IT活用の推進」が、「4つの検討の方向性」のトップに掲げられている。

かに一線を画している。岩永院長は、しばしば「『修繕屋』に過ぎない医者が何をしゃしゃり出てくるか」と言う。そこには、医療も大きな経済社会を構成する一分野にすぎないというさめた認識がある。「人の命は地球より重い」などというのは、非論理的な妄言だ、と岩永院長は言う。そこには、医療が何よりも大切だというような、医師にありがちな思い込みはいっさいない。

　このように、狭い医療界では異色ないしは異端だが、もっと広い一般社会ではきわめてオーソドックスな「まともな」主張を展開するというのが、岩永院長の言説の大きな特質の1つである。

　さて、こうした病院の将来像に関するビジョンが、外部の「有識者」や経営コンサルタントなどによってまとめられたのではなく、若き岩永医師を中心とする<u>病院内部のスタッフによって一言一句自分の言葉で書き上げられた</u>ということが重要である。ビジョンに書かれた現状認識は、病院に実際に勤務するスタッフの間で共有され、このことは、その後、具体的な改革を企画立案していく際にも大きな推進力となった。

　大きな改革に当たっては、こうした「内発的」な危機意識と改革への主体的な参加ということが何よりも重要である^(注4)。明治維新の原動力となった薩摩・長州2藩を中心とする西南「雄藩」が、他の眠れる「大藩」と違っていたのは、ひとえに先鋭な危機意識の有無という点であったと言われている^(注5)。岩永院長の言葉を借りれ

注4　ボストンにあるアメリカの高名な教育病院の1つであるベス・イスラエル・ディーコネス・メディカル・センター（Beth Israel Deaconess Medical Center：BIDMC）は、1996年の2つの病院の統合後、深刻な経営危機に陥っていた。2002年にCEOに就任したポール・レヴィ（Paul Levy）は、病院内部からの内発的な危機意識と改革への意欲の共有を図ることを通じて、みごとに経営立て直しを図ったとされる。この経緯に関するケース研究として、くわしくは、David A. Garvin and Michael A. Roberto（2005）Change Through Persuasion を参照。

注5　奈良本辰也（1965）『高杉晋作』

ば、「革命は 3 人集まれば成就する」のである。

4

新たな病院の立地
アクセスの悪いところへ行こう!

　熊本中央病院の将来の新たな立地に関しては、「できるだけアクセスの悪いところに立地しよう」と考えたという。それは、まさにそれまでの医療界の常識をくつがえす「驚天動地」の考え方だった。しかし、別に奇をてらっているわけでもなんでもない。

　「病院の使命は何か、それは一言で言えば、入院（機能）だ」、「診療所と同じことを病院がやるべきではない」という将来ビジョンに明示された考え方に基づけば、「アクセスが悪くても、わざわざ患者が来てくれるようなレベルの高い医療を行うこと」こそが、熊本中央病院の目指すべき姿だということになる。

　岩永院長は、このことを、やや偽悪的に語る。

　「患者が下駄履きで気軽にウチの病院に来られては困る」

　「バスが病院の構内まで来るようになったのは、実は迷惑だ」

　「ウチはコンビニじゃない、専門店あるいはブティックなんだから」

　これらの言葉は、患者の病院へのアクセスの良さばかりを追求し、「バスが来るようにさえなれば、病院経営が改善する」などと考えがちな旧来の病院経営者の考え方とは鋭く対立する。

　また、多少、話は脱線するが、「コンビニ」という言葉が医療機関の比喩として使用されるのを筆者が聞いたのは、岩永院長が初めてだった。このことは、当時（というのはもう 10 年以上も前のことだが）、やや「不穏当な」比喩として聞いた覚えがあるので、今でも鮮明に覚えている。しかしながら、最近では、医療機関への「コンビニ受診」

という言葉は、新聞などでもごく普通に使われるようになってきている。

　言葉の使い方のセンスというのは、リーダーの備えるべき重要な要件の1つであるが、この面でも岩永院長は一歩時代の先を行っているところがあるようだ。

　さて、話を元に戻すと、アクセスが悪くても、一定の広さ（1万坪）をもった土地を選定するということになった。また、当然予算の制約もある。当時、熊本市内でなかなかこうした要件を満たす土地は少なく、紆余曲折があった後、最終的に田井島の現在地が唯一の候補地として残った。

　その候補地は、当時は「全くの田んぼ」で、他に「何もない」ところだった。患者の反応は当然芳しくない。「便利な現在地を捨てて、なぜ、わざわざ不便なところへ引っ越すのか」ということになる。また、連合会の本部も、「何を血迷ったか」と、移転新築には基本的に反対だった。

　そうした四面楚歌の中で、この土地の買収に、岩永院長は、「自分のエネルギーの95％を費やした」という。

　地権者である30軒の農家を、1軒1軒説得して回る日々が続いた。地元の利害が複雑にからみあい、土地の買収は難航した。それこそ地権者への「夜討ち朝駆け」もあったという。岩永院長はその間のくわしい話は語ろうとしないが、文字通り筆舌に尽くしがたい苦労があったことだろう。

　しかし、こうした病院の移転問題をめぐる困難は、全体として院内の求心力を高める効果があったという。共有する理念とビジョンを実現するために苦労し、共に汗を流したことが組織の結束を強めることにつながったわけである。

　そして、1992年（平成4年）3月に、移転先である現在地の土地の取得を行い、いよいよ新病院の設計・新築ということになった。

しかし、この設計・新築過程で、当時の岩永診療部長は、設計事務所、建築会社側と鋭く対立することになる。

　設計側は、「病床数360床の病院なら、常識的にこのぐらいの広さのこういった施設やスペースが必要です」と、議論を立ててくる。それは、病院の建築設計のプロとしては、ある意味では当然のことだろう。何と言っても「餅は餅屋」である。数多くの経験を踏まえたプロの意見はやはり尊重すべきものだ。普通の院長や診療部長だったら、これを素直に受け入れて、常識的な病院を建設したものと思われる。しかし、岩永診療部長は全く違った。

　「病院はつくって何ぼではなく、使って何ぼの話だ」、と岩永院長は言い放つ。

　「病院建築の常識」などといったものには、当時の岩永診療部長は全く聞く耳を持たなかった。そもそも「基本的なコンセプトが間違っているのだから、そんな『常識』などに従う必要はない」というのが、岩永診療部長の基本的なスタンスであった。

　たとえば、設計側は「病床数360床でしたら、このぐらいの外来患者数が想定されますから、外来待合室はこのぐらいのスペースを取って」、と提案してくる。

　すると、岩永診療部長は「そんな病院をつくるつもりはない。新病院に外来患者はそんなに来ない」と、これを一蹴する。

　「病院はこういうものという固定観念があるから、『金太郎飴』のような設計しか出てこない。こちらは、そういう固定観念をぶち壊そうとしているのだから、話が合うはずがない」

　こうしたことの連続であった。

　岩永院長の言葉を借りれば、「病院の収容能力を考えて、小さな戦艦ではなく、強力なイージス艦をつくりたかった。コンセプトづくりでは旧来の病院づくりの常識を一部捨て、新しい医療施設の実現を図った」[注6] ということになる。

岩永院長が言うように、建築物は「建てる」ことが目的なのではなく、あくまでも「使用する」ことが目的である。だとすれば、「ユーザー」の意見や立場を第一に考えるべきなのはしごく当然のことということになる。このことは、ひるがえって、医療サービスにおけるユーザー（患者）と提供者側との間にも成り立つ原則ということになるわけだが、その点については、別の章で改めて述べよう。

　ともかく、こうした喧々諤々の議論を経て、新病院の基本設計が出来上がった。岩永院長は、当時を振り返って、次のように語っている。

　「設計者は新しい医療への理解が早く、極めて柔軟な対応ができる若い頭脳集団であった。その結果、部門別面積において<u>極めてアンバランスな病院が出来上がった</u>。器具でも建物でも、多目的ではしょせん一流としては機能しないと考えたからだ^(注7)」（傍線は引用者）。

　この「アンバランスな病院」は、1996年（平成8年）9月に竣工した。そして、1998年（平成10年）には、社団法人日本医療福祉建築協会の「医療福祉建築賞」を受賞している。

Box - **3**

医療福祉建築賞：熊本中央病院（1998年）

施設名：熊本中央病院
所在地：熊本県熊本市田迎町田井の島 96
病床数：361 床　　延床面積：23,458 m²　　竣工年月：1996 年 9 月
開設者：国家公務員共済組合連合会　　管理者：熊本中央病院
設計者：㈱ 佐藤総合計画　　施工者：大成・住友建設共同企業体

注6　岩永勝義（1998）：地域医療支援病院について
注7　岩永勝義（1998）：地域医療支援病院について

選評：KKR直営の病院で鹿児島、宮崎からも患者が来るという広域地域医療支援型の施設である。循環器、呼吸器の分野に実績を持つ高機能の病院として知られる。平均在院日数14日、病床利用率98％、独自の運営手法はスタッフの意識ともに高く評価される。外来は紹介中心で1日700人程度で2階に配置された。病院全体の形態は大きなマッスを成し、建ち上げられた三角形病院の外観に特徴がある。その三角形の先端に直接アプローチする玄関も珍しい。全体のコンセプトは明快で、部門別面積の構成も柔軟に対応してバランス良く、設計上うまくまとめられた感がある。デザインのレベルは高い。さらに各階のヒーリングカラーに注目したい。

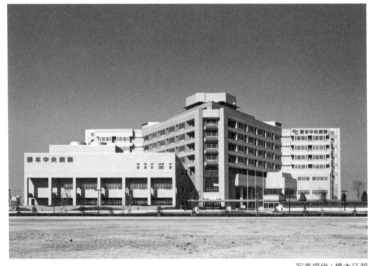

写真提供：橋本征親

　受賞理由としては、Box-3に示したように、「全体のコンセプトは明快で、部門別面積の構成も柔軟に対応してバランス良く、設計上うまくまとめられた」ことが挙げられている（傍線は引用者）。
　このように、何をもって病院の「バランスがいい」と呼ぶかは、

きわめて流動的で、かつ合目的的に決定されるべき問題であることがわかる。新病院の建物は、旧来の観念からすれば（外来部分を大幅に削った）アンバランスな構成だったかもしれないが、急性期入院医療に特化した病院という新たなコンセプトに立てば、逆にきわめてバランスの良い設計になっていると言えるわけだ。

以上述べてきたような紆余曲折を経て、平成9年（1997年）1月に新病院が現在地に移転新築された。もちろん予算の範囲内ではあるが、岩永院長は、ほぼ自分の思い通りの病院が実現できたと思っている。

ただ一点だけ、岩永院長には、いまだに納得のいかない点がある。

それは、建物にくっきりと記された「熊本中央病院」という病院名の表示だ（少し小さくて見にくいが、Box-3 に掲載した写真をご覧いただきたい）。

灰色の外壁に最も合う色ということで、デザイナーの推奨により、病院名には鮮やかな「赤」が採用されている。こと建物の機能については、一歩も譲らなかった岩永院長も、デザインについては、専門家の意見を尊重した（このあたりは、次章でくわしく述べる若き日に建築家志望だったこととも、あるいは関係があるかもしれない）。

「『赤字』の病院だけは困る、と言ったんだがなア」

ちょっと困ったような、照れたような表情で、岩永院長はつぶやいた。

5
ミッション―ビジョン―ストラテジー

こうした従来の医療界のさまざまな「常識」をくつがえすに至ったことについては、病院の果たすべき「ミッション（使命）」を徹底して考え抜き、それに基づいて将来の「ビジョン（展望）」を構想し、

具体的な「ストラテジー（戦略）」を構築したという、経営学でいう「ミッション―ビジョン―ストラテジー」の各段階論が見事に機能していると言える。

　岩永院長自身は、「僕は経営学をきちんと勉強したことは一度もない。すべて見様見真似と、自己流だ」という[注8]。

　しかしながら、「アヒルの水かき」ではないが、日頃の岩永院長の（目に見えないところでの）読書と勉強ぶりは尋常なものではない。医療専門誌のみならず、主要な新聞や一般雑誌に丹念に目を通していることはもちろん、その読書範囲は、経済・ビジネス書から広く歴史書に及ぶ。シュムペーターの「創造的破壊」やドラッカーの「マネジメント」論、司馬遼太郎の『坂の上の雲』における児玉源太郎満洲軍総参謀長の言葉[注9]などが、ぽんぽん飛び出してくるのだ。

　岩永院長と対座していると、病院長あるいは医師と話しているというよりは、優れた企業経営者と話しているような気になってくる。「医師臭さ」があまり感じられないのだ。人文・社会科学を含む幅広い知識と教養は、岩永院長を、いわゆる「医師アタマ」[注10]に陥ることからはるかに遠い地点に置いている。

　こうした経済・社会・歴史に対する幅広い関心と研鑽は、優れた

注8　ドラッカーによれば、「リーダーとは、生まれついてのものでも、作られるものでもない。リーダーの多くは、自力で作り上げたもの（self-made）だ」という（Drucker（1990）Managing the Nonprofit Organization p.21）。

注9　「国家は貴官を（陸軍）大学校に学ばせた。貴官の栄達のために学ばせたのではない」（司馬遼太郎『坂の上の雲（5）二〇三高地』）。これは、日露戦争における最大の激戦地の1つである二〇三高地の戦いで、無能な作戦によりいたずらに将兵を殺してきた乃木軍の作戦参謀に対し、児玉源太郎満洲軍総参謀長が向けた怒りの言葉である。岩永院長は、この一節を、そのまま「国家の公的な補助によって養成された」医師にもあてはまる「noblesse oblige（ノブレス・オブリージュ、貴族の義務）」を表わした言葉として、しばしば引用している。

注10　尾藤誠司（2007）『医師アタマ：医師と患者はなぜすれ違うのか？』を参照。

リーダーの備えるべき重要な要件の１つである。後述するように、リーダーは、組織のあり方や進むべき方向性について「ビッグ・ピクチャー」を描けなければならない。しかも、それを組織のさまざまなメンバーにわかりやすい形で提示する必要がある。医療機関のように多様な専門職種から構成されている組織の場合は、特にそうだ。その際に、こうした幅広い関心と教養は、大きな力となってきたことだろう。

　一方で、こうした大きな決断を支えた状況判断については、理論だけではなく、医療の現場における実践が重要な役割を果たしている。熊本中央病院における長年にわたる開業医との連携、協力関係や出張カンファレンス等を積み重ねているうちに、「直接病院が患者を集めるようなことをしなくても何とかなるのではないか」という「実感」が持て、それがドラスティックな改革を支えるひそかな自信につながったという（ちなみに、たとえば、循環器科の場合、地域の開業医等とのカンファレンス（熊本心臓病カンファレンス）は、年10回のペースで続けられ、2008年（平成20年）11月現在、32年間で317回を数えるに至っている）。

　したがって、「機能分化と連携」、「入院中心の高機能医療」といった基本的なコンセプトは、熊本中央病院の場合、決して単なる「お題目」ではない。現場での実践の積み重ねを通じて蓄積されていった「実感」が、岩永院長という優れたリーダーによって、組織のミッション、ビジョンと結びつけられ、眼に見えるストラテジーとして展開されてきた結果なのである。

　前述の「厚生労働省があとからついてきた」ということは、そういった意味では、実は健全なことなのだと言えるのかもしれない。医療の現場における地道な実践と、それに基づく新たなイノベーション（革新）。政策当局は、こうした動きをむしろ「あとから」取り上げて一般化し、それを全国的な政策として展開する、というの

は、政策形成の順序として決して悪いことではない。

　岩永院長は、「厚生労働省は腰がふらついている」、「昔から『右向けぇ、左ッ、厚生省』というからナ」^(注11)などといいつつ、実はわが国の医療政策に対する本当によき理解者の一人である。そのことは、いま「ミッション・ビジョン・ストラテジー」に基づく「決断」が最も求められている官庁の１つである厚生労働省にとっては、心強い応援団となるはずのものでもある。厚生労働省に対しては、こうした心強い応援団の応援を受けて、「右向けぇ、左ッ」となることのないよう、くれぐれも腰を据えて政策に取り組むことを期待したい。

注11　「右向けぇ、左ッ、厚生省」というのは、故草柳大蔵氏の『官僚王国論』（1975）における当時の厚生省を形容した標題である。厚生省の所管する領域が広すぎて、アタマで考えていることと実際の行動がちぐはぐになってしまっている様子が面白おかしく示されていて、秀逸である。以前、舛添要一厚生労働大臣が、厚生労働省の所管する行政の範囲は優に複数の省庁分ある旨の発言をしていたが、こうした状況は当時からあまり変わっていないようだ（むしろ、労働省と合併したことで悪化しているようにさえ見える）。ちなみに、同書における他省庁の標題としては、「公卿の館・経済企画庁」、「仮面ライダー・自治省」、「旗本退屈男・運輸省」等がある。

第 3 章

転 機

1
本当は画家か建築家になりたかった

　岩永勝義院長は、1938年（昭和13年）4月に長崎県諫早市で生まれた（くしくもこの年は、厚生省が内務省から分離独立した年でもある）。男ばかり4人兄弟の長男であった。父親は鉄道管理局勤務の国鉄マンで、ごく普通のサラリーマンの家庭であったという。

　長崎大学附属小学校から地元の中学を経て、1955年（昭和30年）に県立熊本高校に進学した。この間、「病気ばかりしていた」という。

　小学校1年生のときには、村の医師から「心臓弁膜症」との診断を受けた。言われてみれば、確かに他の人が10回呼吸をするときに12、3回呼吸をしないと息苦しいということがあった。親戚に他に弁膜症の人がいたこともあり、こうした診断になったものと思われるが、これは結局誤診だった。

　また、中学2年生のときには、発熱と痰が続き、肺結核と診断され、1年間休学する破目になった。このときは、運動できないので

暇にあかせて「学校の図書館の本を皆読んだ」そうである。しかし、これも結局、結核ではなく、実はマイコプラズマ肺炎であったことが後からわかった。

このように、子供のころからいろいろ病気との付き合いがあったこと、また、医療の問題点を文字通り身をもって体験したことが、後に医師の道を選択した動機の一部を構成しているのかもしれない。

小学校のころは、絵が得意で、近くの絵画教室にも通っていた。野口彌太郎という長崎県の風物をテーマにした絵画で有名な洋画家の主宰する絵画塾だ。そこで、「君はなかなかいい素質をもっている」と褒められた。また、小学校5年のころ、西日本新聞社主催の絵画コンクールにおいて、「大村城の桜」をテーマにした風景画で、長崎県で特選に入ったこともある。将来は本気で画家か建築家になりたいと思っていた。

それが変わったのは、中学校に入って、図工の先生に「君の絵は心で描いていないね。手で描いている」と言われてからだ。中学1年にしては早熟な少年だった岩永少年は、この一言で、内心「ピンとくるものがあった」という。これを契機に、岩永少年は「絵筆を折り」、全く別の道へ進むことになる。

この話は、どこか夏目金之助（漱石）が、一高時代、将来は建築家になるつもりでいたところを、友人の米山保三郎（天然居士）に説得され、一夜で志望を変えて文科大学（英文科）に進学したという有名な逸話（Box-4参照）を想わせる。

『吾輩は猫である』でも、話の中に登場してくる米山天然居士[注1]は、建築家になるより文学をやる方がまだしも「生命がある」と、

注1　苦沙弥先生が、「天然居士は空間を研究し、論語を読み、焼き芋を食い、鼻汁を垂らす人である」と、墓碑銘を書き下ろすシーンがある（夏目漱石『吾輩は猫である』）

漱石を説得したそうだ。若き岩永院長も、画家や建築家になるより医師になる方がまだしも「生命がある」と考えたのだろうか。

Box – **4**

文学者夏目漱石の誕生（建築家志望からの転向）

「然しよく考えて見るに、自分は何か趣味を持った職業に従事して見たい。それと同時にその仕事が何か世間に必要なものでなければならぬ。何故というのに、困ったことには自分はどうも変物である。当時変物の意義はよく知らなかった。然し変物を以って自ら任じていたと見えて、一々此方から世の中に度を合せて行くことは出来ない。何か己を曲げずして趣味を持った、世の中に欠くべからざる仕事がありそうなものだ。——と、その時分私の眼に映ったのは、今も駿河台に病院を持っている佐々木博士の養子だとかいう、佐々木東洋という人だ。あの人は誰もよく知っている変人だが、世間はあの人を必要として居る。而もあの人は己を曲ぐることなくして立派にやって行く…（中略）…。そこで私は自分もどうかあんな風にえらくなってやって行きたいと思ったのである。ところが私は医者は嫌いだ。どうか医者でなくて何か好い仕事がありそうなものと考えて日を送って居るうちに、ふと建築のことに思い当たった。建築ならば衣食住の一つで世の中になくて叶わぬのみか、同時に立派な美術である。趣味があると共に必要なものである。で、私はいよいよそれにしようと決めた。ところが丁度その時分（高等学校）の同級生に、米山保三郎という友人が居た。それこそ真性変物で、常に宇宙がどうの、人生がどうのと、大きなことばかり言って居る。ある日此の男が訪ねて来て、例の如く色々哲学者の名前を聞かされた揚句の果てに君は何になると尋ねるから、実はこうこうだと話すと、彼は一も二もなくそれをしりぞけてしまった。其の時彼は日本でどんなに腕を揮ったって、セント・ポールズの大寺院のような建築を天下後世に残

すことは出来ないじゃないかとか何とか言って、盛んなる大議論を吐いた。そしてそれよりもまだ文学の方が生命があると言った。元来時分の考えは此の男の説よりも、ずっと実際的である。食べるということを基点として出立した考えである。ところが米山の説を聞いてみると、何だか空々漠々とはしているが、大きい事は大きいに違いない。衣食問題などは丸で眼中に置いていない。自分はこれに敬服した。そう言われて見ると成程またそうでもあると、其の晩即席に自説を撤回して、また文学者になる事に一決した。随分呑気なものである」（夏目漱石『処女作追懐談』より。傍線は引用者）

　岩永院長と夏目漱石が、職業選択に当たって、どちらも医者、建築家を念頭に置いていたという事実が興味深い（だからといって、どちらも「真性変物」であると言っているわけではない！）。ただし、引用文中にあるとおり、漱石は医者を嫌い、建築家 → 文学者の道を選んだのに対し、岩永院長は逆に建築家 → 医者の道を選んだわけではあるが。

　岩永院長と話していると、医師という職業に対する「幻想」がからっきしないことに驚かされる。岩永院長は、今でも画家や建築家の方が医師よりもはるかに創造的な価値のある仕事だと本気で考えているようだ。

　そのことは、ときには過激な表現をとることもある。

　「医者はしょせん『修繕屋』や。創造的な仕事ではない。僕は娘（医師！）にも、『中古車』を修繕しているぐらいなら、『新車』を産み出す（出産）方がどれほど創造的な仕事か、と常々言ってきた」

　こんなことを娘さん以外の女医さんに言っていたら、いまごろは確実にセクハラ発言で訴えられていただろう。

　しかし、ことさら表現が偽悪的なのは、岩永院長一流の照れであるとしても、こうした医師（ひいては医療）に対する妙な幻想がない

というのは、実は（わが国においては）珍重すべきことである。医師と話していると、本人に悪気はないのだが、その発言や態度に非常に独善的な匂いを感じさせられることがしばしばある。

それはひと頃の「教師聖職論」などとも通じる感覚だ。自分は世のため人のためになるこんなに有意義な仕事に日夜献身している。それなのに、それをきちんと評価し、理解しようとしない世の中の方が悪い、といった口吻が共通の特色だ。

もちろん、どんな職業であっても、特にそれがプロとしての高い技能が要求される医師のような職業であればなおさら、高いプライドを持ち、自らの職業に誇りを持つということは、当然であり、決して悪いことではない。しかし、そのことと「唯我独尊」とは別だ。ひとりよがりの使命感は、患者にとっても迷惑な話だ。

そういった意味では、岩永院長の医師ないしは医療の役割についての自制的な、いたずらな幻想のない態度は貴重なものだと言える。

ここで、少し話は変わるが、戦前の陸軍では、通常の中学校から陸軍士官学校を経て職業軍人となるコースはむしろ傍流で、陸軍幼年学校から陸軍士官学校へという、「純粋培養」コースが主流だったと言われている（東條英機元首相などがその典型である）。

こうした「純粋培養」コースだと、どうしても一種の視野狭窄や、独善的なエリート主義に陥りやすい。陸軍が「世界」のすべてであり、すべての価値の基準となってしまいがちである。これに対して、少なくとも旧制中学校までは一般の生徒と机を並べてきた中学校卒の「傍流」の方が、バランスのとれた視野の広い見方のできる将官が多かったと言われている（最近、日米映画のヒットで取り上げられることが多くなった最後の硫黄島守備総司令官の栗林忠道大将などがその一例とされる[注2]）。

注2　梯久美子（2008）『散るぞ悲しき』を参照。

岩永院長の場合も、医師という職業に絶対的な価値を置くのではなく、本当は画家か建築家になりたかった、という「価値の相対化」が行われている。医師になることだけを目指した「純粋培養」コースをたどってきたわけでは決してない。

　医師の歴史的な地位に関して、岩永院長は、しばしばこんなことも言っている。

　「医師というのは、江戸時代は『方外（ほうがい）の人』だった。つまり、僧侶などと一緒で、一種の『世捨て人』だったわけで、偉くもなんともなかった。それが変わってきたのは明治以降の急速な近代化の中での話だ」[注3]。

　今の日本の医療界で、こんなことを大きな声で言う人はあまりいない。自分が「方外の人」だなどと思っている医師は数少ないことだろう。これも、岩永院長が（少なくとも今の日本の医療界では）異色の存在であるということがよくわかる発言だと言える。

2

医師を辞めようかと真剣に悩んだ

　さて、岩永院長は、1958年（昭和33年）に高校を卒業して、熊本大学医学部に入学した。医学部を選んだのは、「画家でも建築家でもメシは食えない。食いっぱぐれのない医者になれ」という父親の「命令」だったという。それに、男ばかり4人の兄弟では、経済的

注3　「方外」という、日常あまり使われることがない言葉を辞書で引いてみると、次のような意味が書かれている。「①人の守るべき掟の外であること、②世を捨てること。また、僧侶・医師・画工など、昔は世捨て人と見なされた者の境遇の社会」（『広辞苑』より。傍線は引用者）。ここで、医師と並んで画工が「方外」の職業であるとされていることは興味深い。してみると、岩永院長は、いずれにしても子供の頃から「方外の人」を目指していたということにならないだろうか！

にも熊本以外の地へ進学することは困難だった。それならせめて外に開かれているように思えた医学部を選んだという面もある。

大学3年のころにちょうど「60年安保」があった。当時は岩永青年も、マルクスやレーニンを読む、いっぱしの「左翼学生」だったようだ。今でも「革命」話が好きなのは、そのころの名残りなのかもしれない。

「僕はマルクス・ボーイだったからなア」

などと、時折、懐かしそうな顔をする。

医学部での専攻は当初は血液学だったが、途中から循環器内科に「転向」した。当時の血液学は、白血病なども予後がよくなく、あまり臨床の「役に立たない」と感じていた。それに比べれば、心臓医の方がまだしも患者のためになるのではないかと考えたためだ。

そして、インターン時代、縁談が持ち上がった。ご母堂の遠縁に当たる3代続いた長崎の開業医の家の婿養子にならないかという話だ。こちらは長男でもあり、最初はそれほど乗り気だったわけでもなかったが、相手の娘さんを見て、「他人にやるのが惜しくなった」と気が変わった。

以来、40年。

「僕は養子だから、家内に全く頭があがらん」

「しょせん養子だからなア」

「米糠3合あれば養子に行くな、というんだョ」

ということになる。

しかし、誤解のないように付け加えておけば、岩永院長がご家庭で「養子として小さくなっている」ようには全く見えない（ご本人が「主観的に」どう考えているかは、また別の話ではあるが）。美しい奥様と3人の優秀な娘さん、6人のお孫さんに囲まれ、家庭でも病院でも自分の思い通りに行動しているように見えるのだ。ちょうど女系家族の中に1人「やんちゃ坊主」が混じっているといった構図だ。

実は、もう一点、岩永院長がことさら「養子であること」を気にしなければならない理由がある。それは言うまでもなく、結局、3代続いた伝統ある開業医の家を継がなかったということだ。

　岩永院長によれば、開業医というのは、いわば「鎮守の森」ないしは「火の見櫓」のようなものだという。

　伝統的な日本の村落では、必ず村を守る「鎮守の森」があり、人々の精神のよりどころとなってきた。あるいは、「火の見櫓」は、村の生活上必要不可欠な存在だった。いずれも、常日頃目につく形で必要とされているわけではないが、一朝ことあるとき（日照りやら凶作やら火事の場合やらを想起されたい）には、村の前面に出てきて活躍する存在である。現代の言葉で言えば、これらは、村人を襲う可能性がある大きな「リスク」に対応するための「リスク・マネジメント」の装置だったと言える。

　そういった意味では、開業医もまったく同じ性格を有していた。「村のお医者さん」は、普段は目立った存在ではない。しかし、ひとたび病人やけが人が出たとなれば、それこそ「鎮守様」にも「火の見櫓」にもなって、大活躍をする。開業医は、村落を村落たらしめている、基本的できわめて大切な存在だったのである。

　その開業医の家を継がなかったことが、岩永院長にとっては大きな精神的な負い目になっている（本人は「トラウマ（精神的外傷）だ」と言っている）。このことは、開業医を評価しないのではなく、逆にその存在を非常に高く評価しているだけになおさらだ。しかし、この「負い目」が、かえって、熊本中央病院の経営戦略の展開の中では、プラスに働いてきた面がある。その点については、第4章でくわしく述べよう。

　さて、大学院時代、ちょうど長女が生まれた頃だが、またまた健康問題が起こった。肝臓の調子が悪く、大学病院に入院したのだ。バイオプシー検査（生体組織検査）をしたら、脂肪肝で、肝硬変初期

だと言われた。

　ちょうど博士論文の準備中だったが、先輩から「どうせ死ぬのなら論文の1つぐらい残してから死ね」と言われた。それもそうだと思って、それからいっさい検査を受けず、静養もとらずに研究に励んでいたら、いつのまにか軽快してしまった。

　そんなことを言った先輩も先輩なら、それを素直に聞いた本人も本人だ。岩永院長の今日に至る「健診嫌い」と「自然の治癒力」に対する信頼は、どうやらこのときの体験に根ざしているようだ。

　その後、何とか健康も回復して、博士論文を仕上げ、1968年（昭和43年）に「赤血球微小成分の生化学的・免疫学的性質」というテーマで、熊本大学医学部から医学博士号を得た。ちょうど30歳のときのことだ。

　大学医学部の「医局講座制」がまだ健在な頃で、博士号をとったら、主任教授から就職先を指示されたが、それに従わずに、1970年（昭和45年）に熊本中央病院に就職した。この時点では、我ながら、臨床医としてこの先どういう人生を送るべきなのか、全くつかみかねていたという。また、奉職した先の熊本中央病院も、当時は、まだとても循環器科が実質的に独立できるような診療レベルには達していなかった。

　そうした中で、1972年（昭和47年）に久留米大学第三内科（故木村登教授）に3カ月間修行に出かけた。ここで、「臨床心臓病学の水準が、我が中央病院とあまりにもかけ離れているのに驚き、形式的な循環器科医長として、前途に絶望を感じた[注4]」という。久留米では、木村教授が回診時に言った「患者に、臨床的利益を与えられない者は、臨床医を辞めろ」という言葉を聞いて、さらに「絶望感が極まった」。

注4　熊本中央病院（1986）『35年史』p.67

そうした中で、次第に自分の医師としてのあり方について、これで本当にいいのか、と悩むようになってきた。もともと医師を唯一至高の職業として選んだわけでもない。若き岩永医師にとって、当時の熊本中央病院のあり方、さらにはその中での医師としての自分の生き方や役割といったことに確信が持てず、思い悩む日々が続いた。病院の「ミッション」と「ビジョン」が見えず、悶々と精神的模索を繰り返していた日々だったという。

3

北米短期留学が転機
一種の「お遍路さん」

そんな中で、転機が訪れた。岩永院長本人の言葉では、「医者に飽きたから、この際思い切って家族で海外旅行でもしようと思った」ということになる。折りよく、病院の所属組織である国家公務員共済組合連合会から奨学金を受けることができた。

そして、1975年（昭和50年）4月終わりから7月中旬までの足かけ4カ月間にわたって、家族連れで、アメリカからカナダにかけての北米短期留学に出かけた。当時は夫妻に三女（5歳）の3人連れで、レンタカーを借りて、岩永院長自らの運転で北米大陸を移動した。

その主要な行程は、図1-3に示した通りである。直線距離にしても延べ約3,500kmにわたる大旅行であった。岩永院長の言葉を借りれば、「一種のお遍路さんや」ということになる。

この北米旅行は、結果的に、岩永医師にとって大きな転機になった。第2章で述べたような中央病院の移転新築、さらにはその後の思い切った経営戦略の展開において、このときの北米旅行の体験が1つの支えになっているという。

岩永院長は、しかし、「アメリカの医療を内側に入って体験した

わけではない。あくまでも部外者として外側から観察してきたのだ」という。

　多くの医療者は、研究者として、あるいは臨床医として、アメリカの最先端の医療技術や医学研究を「学びに」出かける。そうした場合、アメリカの医療機関や大学、研究所等の組織に何らかの形で所属し、よい意味でも悪い意味でも「内部の人間」となり、また、程度の差こそあれ、「漬かって」くることになる。

　しかし、岩永医師は、アメリカの医療技術を「素直に勉強」してくる気などさらさらなかった。むしろ、行き詰まりを感じていた当時の日本における医療のあり方を考え直すヒントなり突破口なりを見つけられればと思っていた。だから、特定の組織等に所属することなく、一人の「見学者」として、いろいろな病院を見て回った。

　そこで、岩永医師が感じた日米の医療の最大の違いの１つは、アメリカでは医療はあくまでも１つの「サイエンス」であるのに対し、日本ではそれにとどまらず、妙に宗教的・哲学的な装いがこらされてきたのではないかということだった。

　たとえば、アメリカの大きな病院では、構内にチャペル（礼拝堂）があるのがごく普通の風景である。患者の真の「心」の問題は、医療ではなく、宗教に委ねられている。医療と宗教は、ちょうど中世における王権と教権のように、支配する領域が截然と分けられている。「神のものは神へ、カエサルのものはカエサルへ」というわけだ。ところが、「無宗教」の日本では、患者は医師や医療者にこうした「心」の問題まで頼ろうとし、医療者の側もそういった要望にある程度応えようとしてきた[注5]。

　このことは、提供される医療サービスのあり方にも影を落としている。アメリカでは、医療はあくまでも科学に基づく「サービス」であり、医療者は自分のカバーすべき領域をはじめから限定している。その一方で、医療者はその限定された領域では、プロとして「サー

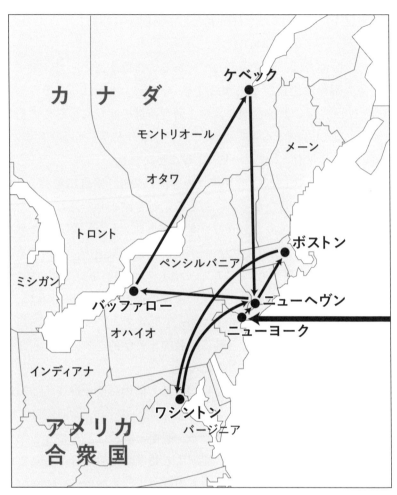

■車での道程：ニューヨーク→ニューヘヴン→ボストン→ワシントン→
　　　　　　　ニューヘヴン→バッファロー→ケベック→ニューヘブン

図1-3｜北米旅行の道程（車での移動：ニューヨーク以降）

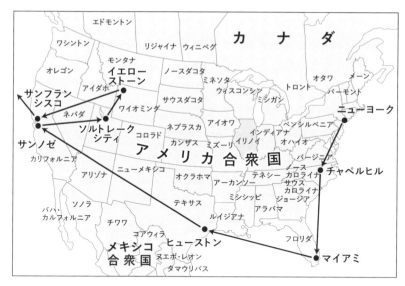

図1-4｜北米遊学の道程（飛行機での移動）

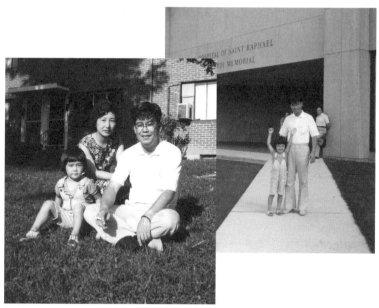

〈写真左：Yale University の自宅アパート前にて（岩永夫妻と三女）　写真右：Hospital of Saint Raphael 前にて〉

ビスに徹する」姿勢をとることになる。

これに対して、日本では、その境界があいまいである分、医療者は患者の過大な期待に応えようとして、逆に妙に尊大になったり、パターナリスティック（家父長制的）な姿勢をとりがちである。あたかも宗教者が信者に「功徳を分かち与えている」かのような態度をとったり、医療技術は貧弱でも、「優しさ」があればよいというような誤解が通用してきた。その結果、医療のプロとして、「サービスに徹する」ことに関しては、日本はアメリカに一歩も二歩も遅れを取っているのではないか、というのが、岩永医師の観察だった。

「無宗教」という日本社会の背景は、「医療者にとっては、結構辛いところがある」と、岩永院長は言う。サイエンスやそれに基づくサービスに徹しきれない反面、医療にはいろいろな「幻想」がまとわりついてくる。こうしたいたずらな「幻想」は、岩永院長の最も嫌うところだ。

アメリカの医療については、いろいろ問題も多い。2007年（平成19年）に封切られたマイケル・ムーア監督の「ドキュメンタリー」映画『シッコ（SiCKO）』は、そのあたりを（いささか偏りのある形ではあったが）鋭く突いて話題になった。

確かに、OECD（経済協力開発機構）先進諸国の中で、アメリカは「皆保険」的な本格的な公的医療制度を持っていない唯一とも言える国である。アメリカは4,000万人を超える無保険者を抱えており、大統領選挙のたびにその点が大きな争点となるが、依然として抜本的

注5 「無宗教」の日本と米国の相違が鋭く示された一例として、東京裁判で死刑の宣告を受けたA級及びB・C級戦犯の各氏が、米国側の配慮で教誨師（花山信勝東大教授）が付けられた際に当初示した一種の「困惑」が挙げられよう。この点については、小林弘忠（2007）『巣鴨プリズン』を参照。なお、フランス語の表現で、médecin des âmes（魂の医師）というのがあるが、これは、実はキリスト教の司祭、特に懺悔聴聞僧のことを指しているのは象徴的であると思われる。

解決には至っていない。少なくとも医療制度という意味では、日本が「アメリカに学ぶべきところは少ない」と言えるかもしれない。

　しかし、一方で、アメリカは、「あいまいな日本」と違って、原理原則が明快な国でもある。医療についてもその点は貫かれており（Box-5）、プロとしての徹底したサービスの提供という意味では、日本の医療が学ぶべき点はまだまだ多い。

Box - **5**

アメリカの医療

　アメリカの医療については、江藤淳氏が興味深い観察をしている（以下は、1960年代の話ではあるが、本質は今でもおそらく変わっていないだろう）。

　「合衆国はおそらく今日まで依然としてソーシャル・ダーウィニズムが暗黙の日常倫理になっている唯一の国である。その感触を、前日以来の家内の病気騒動のなかで、私は自分の肌の上に感じつづけて来たのである。

　病人は不適者であり、不適者であることは「悪」である。「悪」は当然「善」であるところの適者に敗れなければならない。ところで、自分が、適者であることを証明するのもまた自分以外になく、この国では他人の好意というものを前提にしていたら、話ははじまらない。自分のことは黙って自分で処理するほかないのである。……それは眼が痛いほど明快な論理である。私は、たとえば医療制度というようなところに端的にあらわれている米国社会の論理に、ひとつの挑戦を感じた」（江藤淳（2007）『アメリカと私』より。傍線は引用者）

　苛烈な認識である。昨今問題になっている「マネジド・ケア（管理医療）」なども、こうした風土や価値観の上に成立しているのだと考えると、理解しやすいだろう。多くの日本人には「とてもついていけない」発想だが、そこに一片の真実も存在しないと否定

しさることもまたむつかしい。いずれにせよ、こうした苛烈な前提、原理原則の上に、世界一の医療費、世界一の医療技術、そして（おそらくは）世界一の医療サービスが提供されているのである。

　こうした日本の環境・風土の中で、サイエンスに基づき、医療のプロとして「医療サービスに徹する」ことをどのようにして実現していくかが、帰国後の岩永医師の課題となった。

　日米の医療のあり方の第2の相違点として、岩永医師が注目したのが病院医療のあり方だった[注6]。

　第2章で説明したように、日本の医療施設は、ベッドのない診療所からベッドのある診療所、さらに中小病院から大病院、大学病院へと、きわめて連続的な構造をとっている。このことは、単に医療法上の定義と、それにしたがった実際の医療機関施設数の分布という意味だけではなく、その果たしている機能や組織のマネジメントに当たっている人々の意識における連続性ということも意味している。

　たとえば、日本では、外来医療をめぐっては、病院と診療所は、ほぼ「同じ土俵の上で相撲をとっている」状況にあるとよく言われる。診療科や疾病によって異なるにしても、アメリカにおいては、同一疾病について、診療所と病院外来では医療費に数倍の差があると言われている。これは、診療報酬の支払方式が異なっていることの影響があるにしても、基本的には、診療所には比較的軽症の患者が来院するのに対し、病院外来は比較的重篤だったり、やっかいな症例の患者が多いということを意味している。つまり、病院と診療

<hr>

注6　この他、日米の医療のあり方の相違として、「資本集約的」か（日本）、「労働集約的」か（アメリカ）という相違を挙げることができる。この点に関しては、Box-6 に示した国際比較を参照。

所では、いちおうその果たすべき機能の「分化」が図られているということになる。

　これに対して、日本では、診療所と病院の外来の医療費には大きな差はない(注7)。これは、日本では、基本的に診療報酬が診療所も病院（外来）も共通の出来高払い方式によっているということが1つの要因であるが、それだけではなく、来院する患者の構成が、診療所も病院もあまり大きく変わらないという事実に基づいている。

　第2章でも触れたように、日本では「風邪を引いても大学病院へ」ということが、あまり大きな違和感なく受け入れられている。その結果、多くの大病院や大学病院の外来は、風邪引きなどコモン・ディジーズ（普通の疾病）の患者であふれ返るという状況にある。

　こうした医療機関の分布及び機能における連続的な構造は、医療機関のマネジメントに当たっている人々の意識にも影響を与えている。

　かつては、「診療所が大きくなったものが病院である」というのが、わが国におけるかなり一般的な通念だった。事実、日本の現在の大病院については、もともとは（無床）診療所から出発して、それが規模を拡大して有床診療所になり、20床を超えて病院に、そしてさらに増床を重ねて大病院になったというものが多い。中には、医学部を設置して大学病院にまで発展・成長した事例すらある。

　こうした一種の「サクセス・ストーリー」は、近年では、患者の受診率の頭打ち傾向や医療計画による病床規制等によって、さすがにあまり聞かれなくなってきた。今、無床の診療所が短期間に大病

注7　病院・診療所の外来医療費を比較すると、1日当たりでは、病院9,540円、診療所5,875円、1件当たりでは、病院1万5,138円、診療所1万1,116円というデータがある（平成19年社会医療診療行為別調査）。いずれにしても、日本においては、外来医療費は、病院が診療所の1.36倍から1.62倍の間であり、2倍の差もないということがわかる。

院にまで成長することは、実際問題としては、なかなかむつかしいだろう。全体としてみれば、日本の医療施設は、ゆるやかに大病院と無床の診療所の「二極」に分化しつつある。

しかしながら、医療経営側の意識の問題としては、相変わらず「診療所が大きくなったものが病院」という従来の考え方から抜け出しきれていない面がある。前述したように、診療報酬なども、長らく、基本的には病院、診療所共通の「出来高払い」の支払方式が採用されてきた[注8]。「診療報酬点数表」は、診療所も病院も同じ部厚い大型の本を使っている。診療所と病院の区別は、制度上も関係者の意識の上でも明確ではなかったと言える。

こうした環境の下で、病院医療の独自性をどこに見出したらよいのだろうか。そこで、岩永医師が注目したのが、高度の急性期入院医療を中心とするアメリカの急性期病院の姿であった。北米旅行中一番長く、3カ月近く滞在したコネティカット州ニューヘイヴンにあるイエール大学附属病院は、まさにそうした病院であった。

「日本のように、何でもかんでも病院が取り込んで、診療所と同じようなことをやっているのは、おかしい」[注9]

「熊本中央病院でなければできない医療をやろう」

注8　このように診療所と病院が共通の診療報酬支払方式をとっているというのは、国際的にはかなり珍しいタイプの制度であると言える。多くの先進諸国では、診療所と病院は診療報酬の体系そのものが異なっていることが多い。診療所と病院はその起源も成り立ちも別物である、というのが一般的な通念である。わが国においても、近年ようやく診療報酬を病院と診療所で分けようという動きが出てきている。その代表的な例としては、いわゆるDPC/PDPS（Diagnosis Procedure Combination/Per Diem Payment System：診断群分類別1日当たり包括支払い方式）の普及拡大が挙げられる。

注9　ピーター・ドラッカーは、同じことを次のように表現している。
「The belief that every institution can do everything is just not true. （すべての組織がすべてのことができるという考え方はまったく正しくない）」（Peter F. Drucker（1990）Managing the Nonprofit Organization p.7）

「それは何か？」

「本当の急性期の入院医療だ」

こうした確信を持って、岩永医師は、家族とともに帰国の途についた。

当時を振り返って、今、岩永院長は、次のように言う。

「（当時も）アメリカの医療に特段感銘を受けたわけでは決してなかった。むしろ、アメリカでも、しょせん、医療は形而下の行為にすぎないのだということがわかって、かえって気持ちが吹っ切れた面がある」

岩永院長は、アメリカの医療に対してもまったく「幻想」を抱こうとはしていない。北米旅行から帰国してから、先輩の医師に次のように言われたことを覚えている。

「（あの圧倒的な医療先進国である）アメリカを見てきても、一向に打ちひしがれているようには見えないな」

岩永院長にとって、アメリカの医療は、目指すべき目標でもモデルでもなかった。むしろ、さまざまな問題を抱えつつ、しかしながら、今後の日本の医療のあり方を考えていくに当たっての、参考となる1つの対極のあり方だったのだ。

岩永医師は、北米大陸4カ月間の滞在で、完全にリフレッシュして帰国した。異質の社会や文化に触れて帰国し、自国の「革命」を引き起こす転機としたという意味では、どこか幕末の志士たちの姿を想わせるところがある[注10]。

こうして、熊本中央病院の「革命」がはじまった。

注10　特に、短期の海外滞在という意味では、高杉晋作の上海滞在（1862年5月から2カ月余）が、幕末の長州藩の政策と運命を決定付けたことと似ているかもしれない。司馬遼太郎『世に棲む日日（2）』は、そのあたりの事情を生き生きと描いている。

Box - **6**

医療サービスの提供のあり方：国際比較

　医療は、一般的には「労働集約型」のサービスであるとされている。マクロ的な医療費の分配構造を見ると、総医療費の50％を人件費が占めている。また、ミクロの病院経営においても、いわゆる「人件費比率」は、40〜50％が1つの目安とされることが多く、医療は多くの労働力を要するサービスだと考えられている。しかしながら、国際的に見ると、実は、日本の医療サービスの供給については、相対的に病床施設や医療機器等の「資本」が潤沢なのに対し、医師や看護師等の「労働」投入が手薄であることが大きな特徴である。つまり、国際比較においては、日本の医療供給は、「労働集約的」ではなく、むしろ「資本集約的」なのである。

　表Aには、主要な医療資本の投入状況の国際比較データを示した。これを見ると、（急性期）病床の定義や、医療機器についてはその性能の相違等の調整を図る必要があり、厳密な比較は困難ではあるが、いずれも概数として見れば、日本における医療資本が主要諸外国に比べて、きわめて潤沢な状況にあることを示している。

表A ｜ 主要な医療資本投入状況の国際比較（2005年）

国名	人口1千人当たり急性期病床数	人口100万人当たりCT台数	人口100万人当たりMRI台数
日本	**8.2**	**92.6***	**40.1**
カナダ	2.9**	11.2	5.5
フランス	3.7	9.8	4.7
ドイツ	6.4	15.4	7.1
オランダ	3.1	5.8	5.6
イギリス	3.1	7.5	5.4
アメリカ	**2.7**	**32.2***	**26.6***

*2003年　**2004年

出典：OECD Health Data 2007

一方、医療スタッフの投入の状況を表Bに示した。これを見ると、病床当たりの医師・看護職員の配置に関しては、日本は諸外国に比べ、かなり手薄な状況にあることがわかる。たとえば、看護職員は、人口当たりで見るとまずまずの水準にあるが、病床当たりで見ると、きわめて手薄な配置となっている。表Aとあわせると、日本の医療サービスの供給は、諸外国に比べ、相対的に「資本集約的」ないしは「労働節約的」に行われていると言える。

表B｜主要な医療労働投入状況の国際比較（2004年）

国名	病床100床当たり 医師数	病床100床当たり 看護職員数	人口1千人当たり 看護職員数
日本	**14.3**	**63.2**	**9.0**
フランス	44.9	100.0	7.5
ドイツ	39.5	112.5	9.7
イギリス	57.0	226.8	9.2
アメリカ	**73.3**	**233.0***	**7.9***

*2002年

出典：厚生労働省平成18年度医療制度改革資料

第 4 章

病院経営

1

「経営」と「運営」
病院は「運営」に過ぎない

　この章の標題は、「病院経営」である。しかし、岩永院長によれば、「病院は経営ではない、運営に過ぎない」という。

　これは、どういうことだろうか。熊本中央病院の病院経営のあり方を考える本章は、このいささか本質的な議論からはじめてみよう。

❑「値決めが経営」

　京セラの創業者として高名な稲盛和夫氏の言葉によれば、「値決めが経営」だという[注1]。つまり、企業が市場で販売する商品やサービスの価格（値段）をいくらに設定するか（「値決め」）こそが、当該企業にとっては死活的な重要性を持つ、経営上の意思決定である、

注1　稲盛和夫（2000）『稲盛和夫の実学』p.36

ということだ。経営者の役割は、自らの責任において「値決め」をすることであり、これは他の誰にも移譲することのできないトップとしての責務である。

　経営者はこうした「値決め」に知恵を振り絞らなければならない。高すぎる価格設定は市場に受け入れられないだろうし、競合企業がある場合には競争に負けてしまうおそれがある。だからといって、逆に、ただ低い価格設定をすればよいというものでもない。いたずらに低い価格の設定は、得られるはずだった利得の機会を自らみすみす放棄するようなものであり、企業の存立基盤を崩しかねない。

　このように、「値決め」は、市場との関係で、まさに「大きなリスクをとる」行為である。市場がその価格を適切なものとして受け入れてくれるかどうかは、あらかじめわかっているわけではない。さまざまなデータや情報を分析してある程度予測を立てることはできるにしても、最後は「賭け」の要素をまったく排除することはできない。

　このような企業の死命を制する、賭博にも似た「リスキーな」行為は、経営の最終的な責任を有するトップ・マネジメントにしかできないというのは当然だろう。経営者は、他のどんな経営問題にもまして、常に「値決め」の問題を考え抜かなければならない。これが、「値決めが経営」という言葉の意味するところだ。

　ひるがえって、日本の医療について考えてみよう。日本の医療については、実は、「値決め」は、ほとんど問題にならない。

　医療サービスの価格は、そのほとんどが、「診療報酬」という公定価格の体系によってあらかじめ決められている。個々の医療機関（正確には保険医療機関）は、患者に提供した医療サービスについて、勝手に「値決め」をすることはできない。入院医療の一部を除いて、個々のサービスごとに細かく価格（点数）が規定された、「出来高払い」の膨大な診療報酬点数表が決められている。診療報酬は、原則

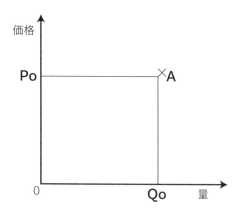

図1-5 | 図「経営」のポイント：価格と量の関係

として2年に1回改定されることになっており、その都度大きな騒動と混乱が引き起こされてきた。

　これを概念図で示したのが、図1-5である。経済学の通常の方式にならって、縦軸には医療サービスの価格、横軸には医療サービスの提供量を表示している（Box-7）。通常は、市場において価格と量が変動し、両者は同時決定されることになる（たとえば、価格Poと量Qoの交点A点）。つまり、いくらで（価格）、どれだけのサービス（量）を提供するかが、需要曲線と供給曲線の交点で決まるわけである。価格とサービス提供量という2つの基本量について、市場において、いわば「二次元的」な意思決定がなされることになる。

Box - **7**

独立変数と従属変数

　図1-5を奇妙だと感じるとしたら、あなたは、「理科系」の感覚をお持ちだと言える。数学では、「独立変数」と「従属変数」の区分を教える。たとえば、Y＝F（X）という関数を考えると、Y

はXという「独立変数」によって規定される「従属変数」であるということになる。そして、これをグラフに表わす場合、通常は、従属変数のYを縦軸に、独立変数のXを横軸にとる（中学校の数学で二次関数 $Y = X^2$ のグラフをノートに描いたときのことを思い出してください）。価格と量で言えば、価格が独立変数で、量が従属変数ということになる（通常、われわれは、価格がいくらだから、需要量がいくら（需要関数）、あるいは供給量がいくら（供給関数）という発想をしているのであって、その逆ではない）。

　ところが、経済学では、独立変数であるはずの価格を縦軸に、従属変数のはずの量を横軸にとっている。これは、いかにも奇妙なことなのではないだろうか。筆者自身、もともとは理科系の学部を卒業した経歴だったこともあり、この奇妙な表記にはなかなか慣れることができなかった。読者諸兄はいかがだろうか。

　以上は、医療サービスの価格が実際に市場で決定されているアメリカなどでは、現実のモデルとして有効である。アメリカの病院経営者は、公定価格が決められているメディケア（高齢者・障害者）やメディケイド（低所得者）の対象患者を除いて、原則的に自らが提供する医療サービスの価格を自由に設定することができる。

　もちろん、実際には、サービス購入者である保険会社やマネジド・ケア組織等との間では厳しい価格交渉が必要であるし、メディケア等の公的な価格体系の影響も無視することはできない。個々の患者や消費者と1対1で自由に価格を提示するという「古典的な」ケースは、むしろ例外的な場合であろう。しかしながら、少なくとも個々の病院が自院の提供する医療サービスの「値決め」に関わることができることは間違いない。

　これに対して、日本の医療においては、通常の保険診療に関しては、医療サービスの価格はあらかじめ与えられている。病院経営者

は、公定価格（たとえば、図1-5でPo）を所与のものとして、サービス提供量のみを動かすことができるにすぎない。したがって、ここでは、「二次元」ではなく、「一次元的」な意思決定が行われることになる。

岩永院長は、こうした状況を指して、「（日本の）病院は経営ではない、運営に過ぎない」と言っているのである。

❑「自由診療」と「混合診療」という例外

病院経営がむつかしい、とか、病院経営者は大変だ、というようなことがよく言われる。確かに医療制度の改革が相次いだり、患者側のニーズや要求が変わったり、といった病院経営を取り巻く外部環境の変化には大きなものがあり、これに対応していくのが大変だということはよくわかる。

しかしながら、こと「値決め」という、経営の本質に関わる部分について言えば、実は、病院経営者が頭をひねるべきことはほとんどないと言っても過言ではない。

岩永院長が言うように、「（病院経営などと言っても）サービス提供量のことだけ考えていればいいのだから、簡単や」ということにもなる。問題は、こうした基本的な構造を、経営トップとしてどの程度認識しているかということだろう。

岩永院長は、ここでも医療を特別な「聖域」とは考えてはいない。むしろ価格を自ら決めなければならない企業経営者に比べたら、「院長なんて何ぼのものや」ということになる。こうした認識が、企業創業者としての苛烈な体験に裏打ちされた稲盛和夫氏の「値決めが経営」という主張とちょうど裏腹の関係で、平仄（ひょうそく）があっていることは興味深い。

一方、こうした基本的な構造の例外が2つある。

1つは、保険診療外の部分、いわゆる「自由診療」部分であり、

もう 1 つはいわゆる「混合診療」の一部解禁された部分である。

　まず、第 1 の「自由診療」については、かつては、それなりのウェイトを占めていた時代があった。この関係の有名なエピソードとして、日本医師会の全盛時代を築き、長らく日本の医療界に君臨した故武見太郎日本医師会会長の例がある[注2]。

　武見会長は東京・銀座に武見診療所を開業していたが、同診療所は保険医療機関ではなく、自由診療を行っていた。料金表はなく、料金は患者の「お心のままに」ということだったらしい（もっとも、実際には「ちょっと診てもらって 10 万円ですかねえ」ということだったらしいが）。

　日本医師会を率い、診療報酬引き上げに多大な政治力と腕力を発揮し、「ケンカ太郎」とまで呼ばれた武見会長の、これは、「ちょっといい話」である。

　診療報酬を引き上げさせたからといって、直接武見会長自身がその恩恵に預かっていたわけではない（間接的にはあったかもしれないが）。それだからこそ、「医師の 3 分の 1 は、『欲張り村の村長』だ」などと、身内に厳しい発言もできたのだろう。

　岩永院長も「武見会長というのは、やはりひとかどの人物だった」と評価している。

　しかし、こういった「自由診療」は、そもそも保険のきかない通常分娩や美容整形等を除けば、現在の日本の医療からはほとんど姿を消している。ほとんどの医療機関は、保険医療機関の指定を受け、公定の料金表である診療報酬点数表に従った診療を行っているのが実態である。こうした状況の下では、「値決め」についての感覚が鈍くなるのも、当然のことだと言えよう。

注2　武見診療所に関する記述は、水野肇（2003）『誰も書かなかった日本医師会』を参照。

第2の「混合診療」については、「一連の診療行為について、保険診療と自由診療を併用すること」と定義される。

　もっとわかりやすく言えば、患者にとっては、受けた医療サービスについて、公的保険制度で請求される患者一部負担（通常は3割負担）に加えて上乗せ負担が求められるということになる。日本においては、こうした「混合診療」は、公平性や情報の非対称性等の観点から、原則として禁止されている^(注3)。

　ただ、その例外がいくつかのケースについて認められており、現在は、「保険外併用療養費」（かつては「特定療養費」）として、制度化されている。

　保険外併用療養費制度は、「評価療養」と「選定療養」の2種類から成り立っている^(注4)。前者は、従来大学病院等で実施されてきた高度先進医療のみならず、その他の医療技術であっても一定の評価が行われたものであれば、その対象とすることとし、適用の拡大が図られている。たとえば、未承認薬であっても、海外で広く使用され、一定の効果・効能及び安全性が認められたものについては、評価療養の対象とされることになった。評価療養は、基本的に先進的な医療技術を段階的に保険に取り入れていくための1つのテクニックであると言える。これに対して、後者の選定療養は、室料差額（差額ベッド）や金歯等に代表される、患者の選択による、いわゆる「アメニティ」に関わるサービス部分である。

注3　混合診療の禁止は、日本だけの専売特許というわけではない。たとえば、カナダの公的医療（保険）制度（メディケアと呼ばれているが、アメリカのメディケアとは全く別物である）においては、患者一部負担も禁止されている（No user charges の原則）が、それとともに、混合診療も禁止されている（No extra billing の原則）。くわしくは、Health Canada https://www.canada.ca/en/health-canada.html を参照。

注4　その後、第2次安倍政権において、患者申出療養制度が追加され、現在は3種類となっている。

こうした「混合診療」については、あくまでも原則禁止だが、例外的に「保険外併用療養費」制度として一部解禁が認められているという構成をとっている。

混合診療の全面解禁あるいはその拡大をめぐっては、賛否両論、さまざまな意見がある。しかしながら、そうした是非論はしばらく措くとしても、近年、混合診療の範囲が徐々に拡大されつつあることは事実である。そのことは、病院経営にとって、どのような意味があるのだろうか。

もう一度、図1-5をご覧いただきたい。これまで、保険診療に関しては、サービスの価格（P）は診療報酬で公定されてきた。病院経営者は「値決め」をする必要はなく、岩永院長が言うように、横軸に示されたサービスの提供量（Q）だけを考えていればよかった。たとえば、一般病床○○床、あるいは療養病床○○床で、この診療報酬の下で果たして採算が取れるのか、といった計算をしていれば事足りた。

しかし、混合診療が次第に拡大していき、病院も経営戦略上そうしたサービスに乗り出そうとするとすれば、ここで初めて「値決め」が問題となってくる。

混合診療については、価格決定は完全に医療機関側に委ねられている。たとえば、差額ベッドの場合を例にとれば、豪華な部屋をつくって1泊50万円という料金を設定することも可能である（もっとも、それで本当に利用者がいるかどうかはまた別の話ではあるが）。

混合診療の拡大は、このように、病院経営者にとっては、「値決め」、すなわち初めて（企業経営者と同じ意味での）「経営」に直面する可能性が拡大することを意味している。そのことは、チャンスの増大であるかもしれないし、リスクの増大であるかもしれない。いずれにしても、チャンスとリスクとは1つのコインの表と裏であるということを十分認識しておく必要があるだろう。

病院経営者には、冒頭に示した岩永院長の「病院は経営ではない、運営に過ぎない」という言葉の持つ意味を改めてもう一度じっくり噛みしめてもらいたいと思う。

2

機能分化と連携
熊本医療圏（セブン・シスターズ）における挑戦

　第3章でも記したように、北米旅行から帰国した岩永医師にとって、熊本中央病院の進むべき基本的な方向性は明確に見えていた。それは、熊本中央病院でなければできない急性期の入院医療を中心に、病院を再構築することだった。

　そのため、第2章で紹介した中央病院の将来ビジョンが策定された。ここでのキーワードは、「機能分化と連携」、そして「選択と集中」であった。

　その後、全国的にも有名になった「熊本方式」と呼ばれる医療機関の機能分化と連携のモデルを担う何人かの中心人物の一人として岩永医師が登場しようとしていた。

❏病院経営における「入口」と「出口」

　医療機関の機能分化と連携は、密接不可分な概念である。急性期入院医療に「特化」した病院経営を考えようとすれば、当然、「入口」（外来から入院へ）と「出口」（退院後の継続したケア）が問題になる。両者がきちんと整っていて、はじめて急性期の入院医療に集中した病院の活動が可能になる。

　まず、「入口」については、伝統的な日本の病院経営は、「外来患者を入院へ導く」ことを主眼としてきた。

　医療経営コンサルタントなども、経営不振の病院に対するアドバ

イスとしては、「外来患者が足りませんねえ。もう少し外来でがんばって入院につなぐようにしないと、病床が埋まりませんよ」などと言うのが常套文句となっていた。これを一言で言えば、患者の「囲い込み」であり、外来から入院まで一病院で医療を完結させようという試みであると言える。

岩永院長は、こうした「経営戦略」を明確に拒否する。

そもそも「医療が完結する」ということ自体「幻想」であるし、ましてや一病院で何でもかんでも取り込もうとすることは基本的に誤っている。外来医療をめぐって、病院と診療所が「同じ土俵の上で相撲をとっている」日本の現状は、「効率的でも効果的でもない」し、「国民のためにならない」と岩永院長は断ずる。

「コモン・ディジーズに関する外来診療は、基本的に診療所を中心とする身近の『かかりつけ医』に任せればよい」

「昔は、開業医は、熱心に往診もし、本当に24時間体制で患者や患家と付き合っていた。患者の病歴のみならず、患家の社会的・経済的状況まで十分理解した上で診療に当たっていたから、患者の満足度も高く、効率的かつ効果的だった。何とかこうした本当の『かかりつけ医』を復活させたい」

これは、第3章で述べた岩永院長自身の個人的な「負い目」も踏まえた、開業医ないしはかかりつけ医への熱いエールだ。

では、病院は、どうするのか。

「（急性期医療を担う）病院は、外来を極力絞り込むべきだ。基本的には、かかりつけ医やかかりつけ医療機関からの紹介外来や、診療所では診きれない重篤な疾病等についての専門外来を中心とすべきだ」

こうした考え方は、伝統的な病院経営の「手法」（もし、そんなものがあったとしての話だが）とは、鋭く対立する。院長仲間などからも「外来をそんなに減らして、本当に病院経営がうまく行くのか？」と、よく聞かれたという。

これに対する答えは、いろいろ説明するよりも、熊本中央病院の経営成績（添付資料、第2部第2章参照）を見れば一目瞭然だろう。外来患者数を絞りに絞った上で(注5)、国家公務員共済組合連合会の数ある病院の中でも随一の黒字経営が継続されてきている。

次に、「出口」については、「機能分化と連携というが、周囲の開業医のレベルが低いので、安心して患者を地域に戻せない」などという病院長の声をよく聞く。

しかし、岩永院長は、「それは、単に自分の病院で患者を囲い込んでいる現状についての言い訳を言っているに過ぎない。機能分化と連携というのは、病院と診療所や開業医との間で一緒につくり上げていくものだ」という。

つまり、周囲の「開業医のレベルが低い」のであれば、その責任の一端は、開業医だけではなく、ほかならぬ病院自身にもある、という考え方だ。

「機能分化と連携というのは、何百回もカンファレンスや勉強会を積み重ねていく中で、病院と診療所や開業医との間に成り立つ信頼関係の上に築かれるものだ」とする岩永院長は、形式的な「連携体制」に対しても批判を投げかける。

「最近、『当院も地域連携室を整備しました、これから地域連携に取り組みます』、などという病院があるが、おかしな話だ。地域連携室を通してやるのが連携ではない。日頃のカンファレンスや勉強会等を通じ、連携相手の医師の顔がお互いにすぐ眼に浮かぶようでなくては、真の地域連携とは言えない。地域連携室をつくれば連携が進むなどというのは本末転倒の議論だ」

注5　2008年現在、熊本中央病院の1日外来患者数の入院患者数に対する比率は、1.2前後である。これは、「外来を入院につなげる」、あるいは「外来患者が多いことが病院が繁盛している証し」といった、旧来の発想からは理解しがたいことだろう。

Box-8 には、熊本中央病院における岩永院長が中心になって関わってきたカンファレンス（熊本心臓病カンファレンス）の一例を示した。この事例に関しては、平成 20 年（2008 年）11 月現在、過去 32 年の間に、実に 317 回に及ぶカンファレンスが地域の開業医や病院との間で持たれてきている（つまり、年間平均 10 回の開催ということになる）。「心臓病カンファレンスだより」に寄せられた一文からは、地域の病院長の岩永院長に対する尊敬と信頼感、親近感が伝わってくる[注6]。こうした地域との地道な連携活動の積み重ねの上に、現在の熊本中央病院があるのであり、「開業医のレベルが低い」などという「ご託宣」を院長室で平然とのたまわっているようでは、とうてい見込みはないだろう。

Box - **8**

熊本中央病院におけるカンファレンスの事例

　岩永先生は"味のある"先生だ。偉そうで偉ぶらない、神経質そうで骨太、聞き分けが悪そうだが飲み込みは早い、頭が固そうで柔らかい。岩永先生とのおつきあいも、昭和 58 年に初めて循環器病研究会に出席してからなので、もう、かれこれ 20 年にならんとしている。

　症例の問題点や鑑別を「加来君、どぎゃんね」とニヤッとしながら尋ねられる時、岩永先生の目の奥に「あんたにゃ解からんかも知れんばい」と言うような"複雑"なニュアンスが窺いとれる。

　「解からんこつぁ無かばってん、いきなり正解じゃ、話の接ぎ穂のなかつでっしょ。こぎゃん言うと良かつですかねぇ」てな具

注6　こうした地域における医療の機能分化と連携については、行政等によるフォーマルな「上からの」リーダーシップより、むしろ（プロの仲間内の）より「ソフトなリーダーシップ」の重要性が指摘されている。この点については、Shaeff et al.（2003）Medical Leadership in English Primary Care Networks を参照。

合に目配せをしながら、ちょっと外れた答えを出すと、「そうた
い、そうたい。そぎゃん言うてもらうと、話のふくらむとたい」
とばかりに、「なかなか良か意見ですばってん、もう少し良う見
ると……」という様に、勉強会が進んでいく。掛け合い漫才の「コ
ツ」が要求されていた。

　最近はそんな勉強会にも、私自身が忙しくなったせいでなかな
か参加できなくなり、寂しい思いもしているが、医師会の理事と
して地域医療連携の問題にも関わっているので、私にとって岩永
院長は相変わらず頼れる「親父さん」だ。地域医療連携については、
熊本中央病院は大先達である。循環器勉強会や呼吸器懇話会は、
前者は都合251回25年、後者が193回19年という、極めて息の
長い中核的病院と一般開業医との交流の歴史を重ねている。「病
診連携」という単語が人口に膾炙するずっと以前より、こうした
地道な交流を通して実際的な連携医療を積み重ねていた事実こ
そ、岩永先生がこの道の先覚者であることの明確な証左と言わね
ばならない。この様な努力は他の公的病院にも波及し、今や熊本
市は連携医療の先進地域として全国的に注目される地位を築いて
いるが、その礎石は岩永先生が築かれたと言っても過言ではない。

　岩永先生は「加来君、中央病院にゃ外来は要らんとたい。外来
は開業医の先生達にして貰おうて思とるたい」と、15年以上前か
らしばしば言っておられた。厚労省は昨今の患者の大病院指向を
利益誘導の医療施策でねじ伏せようと四苦八苦しているが、こう
した現実に学んでほしいものだ。……「岩永方式」を全国の大規
模病院に見習って貰いさえすれば、「病」「診」の住み分けはさほ
ど困難な事ではないと思う。

　20年を越えるお付き合いも、過ぎてしまうとあっという間の
事だった様な気がする。これからも、「ガハハハハ」と笑い飛ば
しつつ、我々後進を叱咤激励して戴きたい。

慶徳加来病院・加来裕康院長の事例「永いおつきあい」
：「熊本心臓病カンファレンスだより」（平成14年4月）より

❏ 病床過剰の激戦区の中で

さて、熊本県には、現在、11の二次医療圏（県の呼び方では二次保健医療圏）がある。熊本医療圏は、熊本市を中心とする医療圏の1つである。面積は266.77km²、人口は68万人余であり、県内の総人口182万人の約37%強を占めている（図1-6を参照）。

熊本医療圏は、県内でも有数の病床過剰医療圏であり、既存病床数が基準病床数を1,791床上回っている。県内全体の過剰病床数が6,573床であるから、その約27%を占めている勘定になる。熊本医療圏は、狭い地域に多くの病床がひしめく「激戦区」である。

図1-7に、熊本医療圏の中でも熊本市における医療環境を示した[注7]。図に示したように、熊本大学医学部附属病院をはじめとする7つの急性期病院が競い合っている。熊本中央病院もこの「セブン・シスターズ」の1つである[注8]。

その中でも、同じ国道バイパス沿いに位置する済生会熊本病院との関係が重要だ。済生会熊本病院は、病床数400床。熊本中央病院より一回り規模の大きい高機能の急性期病院である。365日、24時間救急を行っており、年間6,500台以上の救急車が搬入されている。救急救命センターは設置されていないものの、CCU（心臓疾患集中治療室）20床、HCU（ハイケアユニット）28床を有しており、循環器系疾患、脳神経系疾患について高い実績がある。また、クリニカル・パスやバランスト・スコア・カード導入の先駆けとなった病院としても有名である。

熊本中央病院が「非救急型」の急性期病院であるのに対し、済生会熊本病院は「救急型」の急性期病院であり、その性格は対照的で

注7　杉山孝治（2007）「ケーススタディ：済生会熊本病院の経営戦略」より、転載。
注8　「セブン・シスターズ」とは、もともとギリシア神話に登場するプレイアデス7姉妹から発して、アメリカ東部の名門女子7大学、さらには、世界の原油市場を支配してきた国際石油資本7社を指す呼称である。

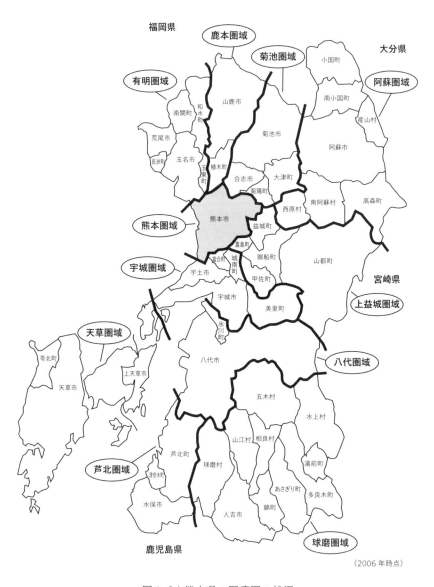

福岡県

鹿本圏域

菊池圏域

大分県

有明圏域

阿蘇圏域

小国町

南小国町

産山村

山鹿市

和水町

南関町

菊池市

荒尾市

阿蘇市

長洲町

玉名市

植木町

玉東町

合志市

大津町

熊本圏域

菊陽町

南阿蘇村

高森町

熊本市

西原村

益城町

宮崎県

嘉島町

宇城圏域

富合町

城南町

御船町

山都町

上益城圏域

宇土市

甲佐町

宇城市

美里町

天草圏域

氷川町

八代圏域

苓北町

八代市

上天草市

五木村

水上村

天草市

芦北圏域

山江村

相良村

芦北町

球磨村

湯前町

津奈木町

あさぎり町

多良木町

水俣市

錦町

人吉市

鹿児島県

球磨圏域

（2006 年時点）

図1-6 ｜ 熊本県の医療圏の状況

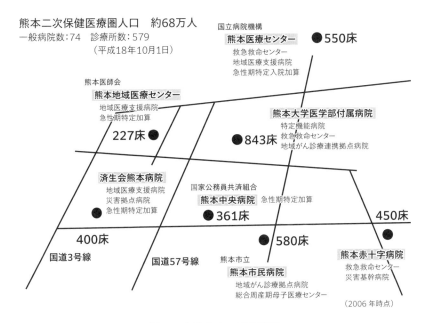

熊本二次保健医療圏人口　約68万人
一般病院数：74　診療所数：579
　　　　　　（平成18年10月1日）

国立病院機構
熊本医療センター　●550床
救急救命センター
地域医療支援病院
急性期特定入院加算

熊本医師会
熊本地域医療センター
地域医療支援病院
急性期特定加算
227床 ●

熊本大学医学部付属病院
特定機能病院
救急救命センター
地域がん診療連携拠点病院
● 843床

済生会熊本病院
地域医療支援病院
災害拠点病院
● 急性期特定加算

国家公務員共済組合
熊本中央病院　急性期特定加算
● 361床

450床
●

400床
国道3号線

国道57号線

熊本市立
熊本市民病院
地域がん診療拠点病院
総合周産期母子医療センター

580床

熊本赤十字病院
救急救命センター
災害基幹病院

（2006年時点）

図1-7｜熊本市の医療環境

ある。両者は競争しつつも、相互に補完的な関係にもある。国家公務員共済組合連合会と恩賜財団済生会と、設立主体は異なっているが、両者はよきライバルであると言えよう。事実、2004年度（平成16年度）から始まった新医師臨床研修制度においては、両者は協力して、臨床研修病院群の承認を得ている。

　また、熊本市内には、上記の「セブン・シスターズ」以外に一般病院が67施設、一般診療所が579施設（厚生労働省：平成18年医療施設（動態）調査・病院報告の概況）あり、これらと周辺市町村の医療機関が、回復期や慢性期医療を担う後方連携医療機関として機能している。

　こうした熊本医療圏における医療機関の機能分化と連携の状況が全国的にも有名になるにつれ、厚生労働省や他の医療機関、よその県庁や市役所の関係者等が熊本中央病院を訪れることが多くなった。

その際に、よく出される質問として、「県や市等の行政機関は、こうした機能分化と連携にどのような役割を果たしてきたのか」というものがあった。最近の医療計画の見直しなどにおいて、「一病院完結型医療」から「地域完結型医療」への転換がうたわれ、地域における医療機関の機能分担・連携体制の構築が医療行政上の重要な課題として位置付けられてきている。この質問もこうした背景を踏まえてのものだろう。

しかしながら、これに対する岩永院長の答えは、にべもないものだった。

「県や市は、熊本医療圏における機能分化も連携も、ほとんど何も知らなかった。何も知らないから、何も口出ししてこない。だから、自由に創意工夫ができて、大変ありがたかった」

行政の後追いや、行政の顔色をうかがってばかりいる医療機関が多い中で、こうした「独立独歩」の心構えは、大変貴重なものだ。しかし、本来、医療は、個別性の高いサービスであり、行政官が机の上で設計できるようなものではない。「セブン・シスターズ」の中でもまれ、競争する中で、こうしたシステムが自然に出来上がっていった、ということが熊本医療圏の大きな特徴である。

3

医療非営利論
診療スタッフに利益を上げろなどと言ったことは一度もない

わが国においては、医療サービスの提供については、「非営利」が原則とされている。医療法では、「営利」を目的として病院、診療所または助産所を開設しようとする者に対しては、都道府県知事等は開設許可を与えないことができる旨の規定がおかれている（医療法第七条）。また、医療法人については、剰余金の配当が禁止され

ている（医療法第五十四条）。

　このため、日本においては、アメリカなどで認められている営利法人、すなわち株式会社による医療機関の経営は、原則として認められていない^(注9)。

　この「非営利」原則については、いろいろな誤解がある。医療機関は「利益を上げてはいけない」とか、「利益を上げている病院は非営利原則をふみにじるものだ」とかいった考え方だ。一般国民はともかく、医療機関経営者の中にもいまだにそのように信じている人が時々見受けられる。

　しかしながら、実は、医療法における「非営利」というのは、決して、「利益を上げてはいけない」ということではない。ここでの「非営利」の意味は、上がった利益を関係者の間で「配当」してはいけない、ということだ。

　したがって、医療機関が自らの経営努力の結果、高い利益を上げたとしても、それ自体は問題にはならない（もちろん、不法なことをしたり、不当な「濃厚診療」等で「稼いだり」した場合は別である）。

　問題となるのは、上がった利益（剰余金）を、医療法人の理事長や理事等の間で「配当」として分配してしまうことだ。たとえ、高い利益を上げていたとしても、それが法令にのっとって正当に上げ

注9　株式会社による医療機関経営の禁止原則には、2つの例外がある。1つは、医療法施行時（1948年）にすでに株式会社立の医療機関として存在していたもの等についての既得権の保護である。トヨタ記念病院や株式会社麻生の飯塚病院、各地のJRやNTTの病院等がこれにあたる。株式会社立病院は、2021年10月現在、全国で29施設ある（厚生労働省・医療施設動態調査）。もう1つは、規制改革の流れの中で、いわゆる構造改革特区における例外として認められたケースである。これは、自由診療の高度な医療に限って、構造改革特区において株式会社立の医療機関経営を認めようというものである。これまで、神奈川県の「かながわバイオ医療産業特区」において、横浜市域における適用が認定され、高度美容外科の診療所が1件開設されている。

たものであり、その利益を、たとえば病院の施設や設備の更新等に投入しているような場合には、全く問題にはならない[注10]。

以上のような制度論的な整理を前提として、岩永院長に、医療の非営利・営利論について語ってもらおう。

「病院といえども、質の高い医療を継続的に提供していくためには、一定の利益を上げる必要がある。少なくとも赤字経営に陥ってはダメだ」

「病院経営の主体としては、国公立や公的というのは、どうしても『親方日の丸』体質に陥りやすいので、あまりよくない。むしろ医療法人の方が、経営のセンスという意味では、優れたところが多いように見える」

これは、「非営利」の医療機関と言っても、常に「経営」（岩永院長の厳密な言葉遣いで言えば「運営」）を考え、一定の利益を確保していくことを重視した考え方だ。「非営利」であることは、「非効率」であることを意味しない。また、開設主体が公的だから、公共性の高い医療を提供しているとは限らない。赤字を出していることをもって、公共性の高い「不採算医療」を担っている、などと主張するのは、本末転倒の議論だろう。ドラッカーの言葉を借りれば、「ニードがあることのみをもって、直ちに非営利組織の存在が正当化されるわけではない」ということになる[注11]。

一方、岩永院長は、同時に、次のようにも語る。

「熊本中央病院が『儲け過ぎている』と感じたら、直ちにブレーキをかけている」

注10　こうした「（剰余金の）配当禁止」をもって「非営利」とみなす考え方は、別に日本に特有のものというわけではない。各国の制度においても、「非営利」を規定している場合は通常こうした考え方を採用している。この点について、医療経済学の考え方を示したものとして、たとえば、Folland, Goodman, Stano（2007）The Economics of Health and Health Care p.271 を参照。

注11　Drucker（1990）Managing the Nonprofit Organization p.142

「特に、医療の『適応』が甘くなっているのではないか、と常にチェックするのが、院長としての僕の仕事だ」

「僕は、診療スタッフに対して、もっと利益を上げろなどと言ったことは一度もない。それをやったら、単なる『儲け主義』に陥ってしまう」

このあたりが、いわゆる「経営優良病院」と、岩永院長が目指している病院との間の大きな相違点だ。熊本中央病院は、急性期病院としては相対的に高い利益率を上げてきているが、それはあくまでも「結果」であって、「目標」ではない。経営上の利益を「目標」に掲げたとたんに、その病院は「儲け主義」に陥ってしまう、というのが、岩永院長の厳しい判断だ。

医療費が保険料や税金といった、いずれにしても「国民の『血税』でまかなわれている以上、医療機関が利益を上げると言っても、自ずから節度というものがある」と、岩永院長は言う[注12]。診療スタッフは、医学的に見て、また自分の医師としての良心に照らして、常に最善と思われる治療を行うべきであり、

「自分の家族に対して提供することを考えた場合と、全く同じ医療サービスを患者さんに対しても提供しろ」

「あなた（医師）自身の 80 歳を超えた母親（父親）に対しても、同じ治療を行うか、常に自らに問い直せ」

ということになる。

こうした考え方から、株式会社による病院経営を認めることについては、岩永院長は消極的な見解を持っている。医療は、「ビジネス」ではなく、究極的には「病める人」に対する「サービス」である。「利

注12　2020 年度の国民医療費総額 42 兆 9,665 億円の財源構成を見ると、総医療費のうち、実に 88％近くは、保険料または公費（租税）という、国民から強制徴収される財源によっている（厚生労働省「令和 2（2022）年度国民医療費の概況」）。

潤最大化」や株主への配当確保が基本的な行動原理である営利企業
は、基本的にこうした医療の性格にはフィットしない、と考えてい
る。

　しかし、一方で、赤字経営でも平然としてきた国公立や公的病院
のあり方に対しても、岩永院長は厳しい眼を向けている。

　「大体、大学医学部教授やら何やら、功成り名を遂げた後の『第2
の人生』や『余生』を楽しむために病院の院長に来られてはたまら
ん」

　「自分の趣味や興味に病院を合わせようとするんだからなア」

　岩永院長の医療非営利論は、株式会社はもとより、単なる利益追
求でもない、かといって親方日の丸でもない、「第3の道」を追求
しようとしているように見える。これが、言うは易く、行うは難い、
なかなかに困難な道であるというところに、実は、わが国の医療が
当面している基本的な問題点が浮き彫りになっていると言えよう。

　　　　4

明確なポジショニング
ブティックでコンビニと同じものを売っているか？

　書店のビジネス書コーナーなどに行くと、「経営戦略（論）」と銘
打った書籍が山のように積まれている。現代の企業を中心的な分析
対象とした経営戦略理論には数多くのものがあり、文字通り「汗牛
充棟」といった趣きがある(注13)。

　そうした数ある経営戦略論の中でも、日本の医療機関経営を考え
るに当たって、最も参考になると思われるのが、ハーバード・ビジ

注13　本項のポジショニング論についての記述は、尾形（2021）『看護管理者のた
　　　めの医療経営学　第3版』を参照。

ネス・スクールの花形教授の一人であるマイケル・E・ポーターの競争戦略論（いわゆる「ポジショニング」論）である（以下の引用は、基本的にマイケル・E・ポーター（1999）による）。

　ポーター教授によると、「戦略とは、他社とは異なる活動を伴った、独自性のあるポジションを創り出すことである」とされる。

❑ 戦略の本質は「何をするか」よりも「何をしないか」

　「ポジショニング」の問題を考えるに当たっては、野球やサッカー等のスポーツの例を考えるとわかりやすい。これらのスポーツでは、戦略的にあるポジションをとると、同時に他のポジションをとることはできなくなる。

　戦略とは、「競争上必要なトレードオフを行うこと」である。つまり、あちらを立てればこちらが立たない、というぎりぎりの二律背反的な状況（こういう状況を一般に「トレードオフ trade-off」状況という）において選択を行うことこそが戦略であるとされる。野球で言えば、外野手が相手の打者の打球の筋を読んで、浅く（深く）、あるいは右寄り（左寄り）に守備位置（ポジション）を変更する。こうした戦略的な「ポジショニング」は、ぎりぎりの選択であり、まさに「競争上必要なトレードオフ」であると言える。

　その結果、戦略については「何をするか」だけではなく、むしろ「何をしないか」も重要になってくる。ポーターは「戦略の本質とは、何をやらないかという選択である」とさえ述べている。つまり、戦略的意思決定とは、「あれもこれも」ではなく「あれかこれか」という究極の選択の問題なのである。

　このことは、しばしばこうした「競争上必要なトレードオフを行うこと」ができず、あれもこれもと、いたずらに診療科や診療内容を広げてしまいがちな日本の医療機関経営者にとっては、特に留意すべき点であると思われる。

❏ 医療機関における戦略的ポジショニング

　ここで、以上のようなポジショニング論に基づいて、わが国の医療機関の経営戦略について考察してみよう。図1-8は、わが国における医療機関の基本的なポジショニングのあり方を示した簡単な概念図である。

　図1-8においては、両極を急性期医療と慢性期医療とする仮想的な座標軸が示されている。各医療機関は、この座標軸の上で、自院がどこに位置するのか、どういうポジションをとろうとしているのかを明確化する必要がある。

　実際には、図中に示したように、日本の医療機関は、急性期医療とも慢性期医療ともつかぬ、機能未分化の中途半端なポジションにいることが多い。そのことが、8,000を超える病院、10万近い一般診療所という多くの医療機関の並存と、一般病床でも平均在院日数が20日近いという国際的に見た長期入院の状況をもたらしている[注14]。

　しかしながら、全体としての病床数の縮減・スリム化と病床の効率的利用、さらには、より労働集約的な医療サービス提供への転換

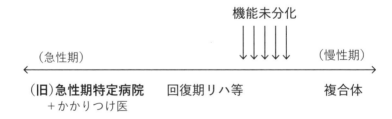

図1-8｜わが国における医療機関のポジショニング（概念図）

注14　各国の急性期病床の平均在院日数の状況は次の通りである。2019年時点で、アメリカ5.4日、ドイツ7.4日、フランス5.4日、イギリス6.2日、日本16.0日（OECD（2022）OECD Health Statistics 2022）。

といった中長期的な大きなトレンドを踏まえれば、こうした中途半端なポジショニングを維持し続けることは次第に困難になってきているものと思われる。

　そうした中で、ここでは、急性期医療に対応したポジショニングに関し、わが国の医療機関（主として病院）のとるべき経営戦略についてさらに考えてみよう^(注15)。

　急性期医療に対応したポジショニングとしては、2000年（平成12年）の診療報酬改定で導入され、2006年度（平成18年度）の診療報酬改定で（残念ながら）廃止されてしまったが、いわゆる「急性期特定病院」的な方向が考えられる^(注16)。

　短い在院日数（17日以内）、高い紹介率（30％以上）、外来を抑えた入院中心の医療（外来・入院患者数比率1.5以内）の展開、という基本的な3つの要件は、今後とも急性期医療が目指すべき1つの典型的な姿を指し示している。診療報酬上の評価には直接結びつかなくなったとしても、これらは、急性期病院の基本的な機能を測定する上では、依然として参考になる外形的指標であると思われる。

　病院が診療所と同じように多数の外来患者を診、これを入院につなげるといった、患者を「囲い込む」ような従来の伝統的な経営は、さまざまな局面において次第に困難になってきている。

　2008年（平成20年）4月の医療計画の見直しにおいて打ち出された「一病院完結型医療」から、地域のかかりつけ医をはじめとする他の医療機関等との間における機能分担、連携を図る「地域完結型

注15　慢性期医療に対応したポジショニングとしては、いわゆる「複合体」が考えられる。複合体のポジショニングについては、尾形（2021）『看護管理者のための医療経営学　第3版』を参照。

注16　正確には、2002年4月の診療報酬改定において、「急性期特定病院加算」は、「急性期特定入院加算」と名称変更されているが、ここでは、便宜上、（急性期病院としての特性を示していたと考えられる）当初の名称を使用している。

医療」へと転換していく必要がある。新たな医療計画におけるいわゆる「4疾病5事業」（がん、脳卒中、急性心筋梗塞、糖尿病の4疾病と、救急、小児、周産期、災害、へき地医療の5事業）^{（注17）}の機能分担・連携体制において、自院がどのような位置づけとなっているのか、あるいはどのような役割を担おうとしているのかが問われていると言える。

また、「急性期特定病院」が廃止された後の急性期病院に対する診療報酬上の評価としては、特に、7対1看護とDPC（Diagnosis Procedure Combination：診断群別1日当たり包括払い）の適用が重要である。

前者は、前述した労働集約型医療サービスへの転換の1つの象徴であると言える。7対1看護の導入時における混乱等から、これを否定的に捉える見解もあるが、適当ではない。むしろBox-6にも示したような国際的な動向等を踏まえれば、中長期的には、急性期医療に関しては、今後5対1看護や4対1看護といったより手厚い看護配置が当然日程に上ってくることになるだろう。

また、DPCについては、診断群別1日当たり包括払いの導入による医療内容の「可視化」及び「標準化」並びに医療機関の経営・管理ツールとしての活用が特に重要である。

急性期医療を担おうとする医療機関にとっては、この2つの要件のクリアは、当面の必須の前提条件であると考えられる。

❏ 組織として生き残るためのスクラップ・アンド・ビルド
　熊本中央病院の場合、当初から「急性期特定病院」であったし、7

注17　2013年度の第6次医療計画では、疾病に「精神疾患」が追加され、「5疾病5事業」となった。さらに、2024年度からスタートする第8次医療計画では、事業に「新興感染症等の感染拡大時における医療」が追加され、5疾病6事業となる。

対1看護やDPCの適用も比較的早期にクリアしている。急性期入院医療への「選択と集中」は、岩永院長が北米旅行から帰国して以来の一貫した信念でもあった。熊本中央病院の急性期病院としての「ポジショニング」は、早くから明確であったと言える。

しかし、実際にこれを実行に移すことは、頭で考えるほど容易なことではない。事実、実行段階では、さまざまな具体的な障害や困難な問題が持ち上がった。

まず、診療科の構成の問題があった。熊本中央病院の病床数は361床。熊本医療圏は、前述したとおり、大変な病床過剰地域であるから、増床はまず望めない。361床というのは、日本の病院としては小さい方ではないが、本格的な急性期医療を展開するためには、決して十分な規模とも言えない。

そうなると、いかに現有の361床を効率的、効果的に使うかが課題であるということになる。常に「地域におけるニーズと、こちらの能力、さらには他病院との競合関係をにらんで、『スクラップ・アンド・ビルド』を行っていかないと、組織としては生き残れない」と、岩永院長は言う。

第2章でも触れたGEのジャック・ウェルチばりの「ナンバーワン経営」を、熊本医療圏で断行していく必要があった。

具体的には、岩永院長になってから、「産科や耳鼻科、歯科をつぶした」。これらは、地域に競合する「もっと優秀な病院や医院があった」ので、つぶしても「地域医療には一向に支障は生じなかった」という。

これは、病院経営者としては、なかなか（言いたくても）言えないセリフである。それは、撤収する分野における「敗北」を意味するからだ。

「前進」は得意だが、「撤退」は全く不得手、というのが、戦前の軍隊のみならず、日本のあらゆる組織に共通の「宿痾（しゅくあ）」

である[注18]。そのことが、なかなか「敗北」を認めようとせず、ぐずぐずしているうちに、傷口をさらに広げてしまうという悪循環と最悪の結果をもたらしてきた。太平洋戦争における戦局の重要な転換点の1つとなったガダルカナル戦しかり、90年代のバブル経済が崩壊した後の各企業の出処進退しかりである。

しかし、岩永院長は、あっけらかんと「敗北」を認め、果敢に「撤退」戦に移った。もちろん、その中で、大きな摩擦がなかったわけではない。

「産科をつぶしたときには、助産婦に泣きつかれて、ほんとうに往生した（僕は女性の涙にはほんとうに弱いからねエ）。」

「しかし、熊本には、すでに大変な高機能の民間産科専門病院がある。とても勝負にはならない」し、

「地域住民も熊本中央病院の産科がなくなっても、困らない」

「このままでは、座して死を待つのみだ」

と、粘り強く説得を繰り返し、理解を求めたという。

幸い、専門分野におけるプロフェッショナルである産科医師や助産師には、再就職先も容易に見つけることができ、何とか「撤退」することができた。

次の問題は、病院に働いている医師の意識の問題だった。特に、「外来患者をたくさん抱えて無闇に忙しがっている」医師に対する岩永院長の口調は厳しい。

「診療所でも診ることができる外来患者をたくさん抱えて仕事をした気になっている出来の悪い医者」には、「お前の高い時給で、時給800円のアルバイトみたいなことをして満足しているんじゃない。給料に見合った仕事をしろ」と、いつも怒っている。

相対的に高い給料を得ている医師に対しては、それに見合った内

注18　日本型組織の問題点については、野中他（1984）『失敗の本質』を参照。

容の仕事を求めているわけだ。これは、期せずして、労働生産性の問題、あるいは生産性に見合った賃金支払いという、人事管理論、労働経済論の本質をついた発言となっている。外来医療については、診療所等で診ることができる患者はできる限りそちらで診てもらい、熊本中央病院は、それ以外の患者に注力する、というのが基本的なスタンスだ。

　また、「一流のブティックで、コンビニと同じものを同じ値段で売っているか？」

　「ウチは、コンビニじゃない、ブティックだ」

　ということも繰り返し言っている。

　熊本中央病院は、日用品を手広く販売する「コンビニ」ではなく、限られた高級な専門商品を扱う「ブティック」なのである。これは、熊本中央病院のポジショニングを明確化し、その目指している基本的な方向性を、誰が聞いてもすぐわかるように、わかりやすい比喩で表現したものだ。

　リーダーが果たすべき役割は、単に「偉大な思想を考えること」ではない。それはあくまでも「実行」である[注19]。そういった意味で、岩永院長は「偉大な実行家」の一人であると言える。

注19　Drucker（1990）Managing the Nonprofit Organization p.47

第 **5** 章

リーダーシップ

1

リーダーシップの欠如
「リーダー欠乏症候群」？

　最近の日本の政治・経済・社会に欠けているものと言えば多々あろうが、その中でも重要なものの1つが「リーダーシップ」なのではないだろうか。

　たとえば、政界では、国政の最高責任者である内閣総理大臣が2代続けて任期途中、それも1年そこそこで辞任している。これは、その前の小泉内閣が5年半も続いたことへの反動だったのかもしれないが、どんな理由があったにせよ、この激動する世界や時代の中では、きわめて無責任な話だ。アメリカ発の金融恐慌あるいは世界恐慌すらが、いつ起こってもおかしくないと言われている状況の中で、内閣が頻繁に替わったり、政権交代をめぐる「政局」が焦点になったりしているのは、まことに「お気楽」かつ「異常」な話だ。そこには政治的な「リーダーシップ」の感覚が欠けていると言われても仕

方がないだろう。

　一方、野党第1党の民主党もこの点に関しては、それほど胸が張れる状況というわけでもない。小泉内閣発足以来のこの7年半の間に、民主党代表は5人を数える。主要な幹部がひとわたり代表をたらい回ししてきたという構図だ。海外から見れば、与野党を含め、日本の政治的リーダーの顔はおそらくほとんど識別されていないだろう。政治的リーダーの「劣化」と、それに伴う「賞味期限」の短縮化は、危機的な状況にまできているように思われる。

　一方、経済界についても、ひと頃のような「顔の見える」リーダーはほとんど見られなくなった。バブル経済崩壊後のいわゆる「失われた10年」を経た今日、日本経済を復活させるような説得的なビジョンを提示できる、また少なくとも提示しようという気概を持った経済界のリーダーは寡聞にして知らない。ひと頃、日本経済の救世主のようにもてはやされたカルロス・ゴーン氏にも、もはや以前のような輝きは見られない(注1)。若手経営者のホープだったホリエモンや折口雅博氏は、志の低い、ただの「ルール破り」に過ぎなかったことが、今では明らかになっている。かつての石坂泰三や土光敏夫といった、骨っぽい、いかにも「財界総理」と呼ばれるにふさわしい経済人は跡を絶ったようだ。それにしても、「(政治だけではなく)経済も二流」などと時の経済・財政担当大臣に言われて、沈黙しているようでは、何とも情けない話なのではないだろうか。

　目を転じて、スポーツの世界でも、魅力あるリーダーは少なくなってきているように思われる。野球を例にとれば、かつての鶴岡、三原、川上とは言わないが、上田、広岡、森、仰木といった「名将」は、もはや望むべくもない。最近の阪神タイガースの興隆に大いに力の

注1　この部分の執筆は2009年時点でのものであったが、その後、ゴーン氏については数々の不正行為が明らかになり、日産の会長職等を解任され、2019年末には国外逃亡していることは周知のとおりである。

あった星野監督も、北京オリンピックでは大きく株を下げた。と言って、これに替わる人材がいるかとなると、これまたお寒い限りである。そのことは、WBC（ワールド・ベースボール・クラシック）日本代表チームの監督候補の人選における迷走ぶりに如実に示されている。

どうも日本の政治・経済・社会全般にわたって、リーダーの劣化ないしは「リーダー欠乏症候群」とも言える、憂うべき現象が起こってきているのではないかと思われる^(注2)。

2

初対面にはガツンと一発先制パンチ
人を見る「眼」

そうした日本の政治・経済・社会における全般的な「リーダーシップの欠如」状況の中で、岩永院長と話していると、久しぶりに「生きのいい」本物のリーダーに出会えたという実感が湧いてくる。

「僕は、初対面の相手には、とりあえず、ガツンと一発先制パンチをお見舞いするんだヨ」

岩永院長は、いたずらっぽく笑う。

「そうしておいて、相手の反応を見る。これに反発して、食いついてくるようなやつなら見所がある。最初のパンチですぐ引き下がったり、迎合するようなやつはダメだ」

「僕も結構人が悪いからネ」

こうしたやり方は、岩永院長に言わせると、一種の「負荷検査」

注2　たとえば、ミスミ会長の三枝匡氏は、つとに、経済界におけるこうしたリーダー不在の状況、「多くの日本企業で経営者的人材が枯渇し、組織の経営力が低下している」状況に対して、警鐘を打ち鳴らしてきている。くわしくは、三枝匡（2003）『経営パワーの危機』を参照。

なのだという。「負荷検査」というのは、たとえば、心臓の機能を測定するのに、トレッド・ミル（いわゆるランニング・マシーン）の上を走ったり、階段の上り下りをしたりといった一定の運動負荷をかけた後に、心電図や血圧を測定するというものだ（運動負荷検査）。これによって、平常時や安静時ではわからない種々の健康上の問題点が明らかになる。人間の場合も同様で、当たりさわりのない話をしていては、相手の本質はつかめない。どうしても「ガツンと一発」負荷をかけて「検査」をする必要があるのだという。このあたりについては、後で出てくる濱田副院長に言わせると、「（意外に繊細でシャイなところがあるので）カマをかけて、相手の反応を見ている」のだということになる。

　この話は、幕末に、吉田松陰が、久坂玄瑞と高杉晋作という後の松下村塾における両雄を見出したときの有名なエピソードを想い起こさせる。

　たとえば、松陰は、久坂玄瑞の入門を志願する憂国心あふれる文章に対して、わざと酷評をくだしたという。司馬遼太郎によれば、それは「久坂生の志気は凡ならず、なにとぞ大成せよかしと思い、力をきわめて弁駁を書き、それを送った。久坂がもしこれで大いに激し、大軍が襲いかかるようにして僕方に襲来してくるならば、僕の本望これにすぎるものはない。もし彼がお調子のいい才子だけの人物なら、吉田には目がなくて見当ちがいの批評をしている、とひとにもそう言うだけであろう」[注3]という松陰の深い思惑と洞察に基づくものであったとされる。はたして、久坂は、「獅子のように激し、獅子の力を虎に試すべく反撃文を送りつけてきた」。「松陰も書き、さらに久坂も書き、書信の往来がはげしくなり、やがて松陰は程をみて太刀をおさめ、久坂玄瑞の入門をゆるした」という。

注3　司馬遼太郎『世に棲む日日（2）』p.95-96

また、高杉晋作に対しては、入門に当たって持参したその詩文集を熟読した上で、「久坂君のほうが、すぐれています」と評をくだしたという。これに対し、高杉もいいかげんな言い方を許さず、劣っているところを指摘してくれ、と切り返し、これをきっかけに、二人の間に丁々発止の会話が成立することになった。

　人を動かして何事かを達成するのがリーダーの役割であり、リーダーシップである。リーダーは、組織の内外から（使える）人材を見出さなければならない。人を見る「眼力」こそは、リーダーの有すべき大切な要件の1つである。しかしながら、こうした「眼力」は一朝一夕に身につくものではない。吉田松陰が、天才的な教育者として、その「人を見る眼」を有していたことはもちろんだが、松陰は常に実地にこれを試し、「ガツンと一発」先制パンチをくらわすことで、高杉晋作や久坂玄瑞という「奇士」を見出すことができた。岩永院長の「負荷検査」もおそらくこれと全く同じ意味を持っていると言えるだろう。対人関係は組織の基本であるが、対人関係においてどこまで戦略的な姿勢が保てるかが、リーダーに求められる重要な資質の1つである。「ガツンと一発、先制パンチ」は、一見乱暴なようでいて、実は人間観察の基本を踏まえた、すぐれて戦略的な姿勢なのである。

　　　　3

ストレッチ経営戦略
組織が緩んでいるときには、わざと無理難題をぶつけてみる

　さて、こうした最初に「ガツンと一発、先制パンチをお見舞いする」だけではなく、岩永院長は、しばしば熊本中央病院のスタッフに対して、わざと「無理難題」をふっかけてみることがあるという。

　熊本中央病院では、毎月の経営データが、次の月の20日頃には

出揃ってくる。これを見て、たとえば、8,000万円の医業収支黒字、10％の売上高利益率が出てきたとする。わが国の急性期医療に特化した病院としては、これは大変な好成績である。普通だったら、病院幹部を集めた経営会議等の場で、「よく頑張った」とおほめの言葉があってもおかしくないところだ。病院によっては、スタッフに「金一封」が配られるかもしれない。

しかし、岩永院長の場合は全く違う。直ちに副院長なり事務部長を呼んで、

「おい、何で今月はこんなに黒字が出ているんだ？　何か（医療の）適応を緩めているところがあるんじゃないのか？　黒字の要因をきちんと分析して報告すること」

となる。

これは、第4章でも述べたように、岩永院長が「儲け主義」とは明確に一線を引いていることにも関係しているが、それだけではなく、組織が惰性に流れ、「緩む」ことに対して、リーダーとして警鐘を打ち鳴らしているのである。好成績を続けている組織の場合（長年にわたって黒字経営を続けている熊本中央病院の場合もまさにそれに当たる）、どうしても構成員の意識がそれに慣れ、惰性に流れる傾向があることは否めない。それは人情の自然でもある。しかしながら、リーダーまでが安易にそうした「人情の自然」に浸っていては、その組織の存続は危うい。

たとえば、プロ野球でめでたくリーグ優勝を果たして選手から胴上げされている監督は、その瞬間何を考えているだろうか。苦しかったリーグ戦を制した喜びに浸っているだろうか。もちろんそうした気持ちがないとは言えない。長い期間苦楽をともにしたコーチや選手と喜びを分かち合いたいというのは、まさに「人情の自然」である。しかし、真の「勝負師」なら、そうした喜びと同時に、心はすでに次の戦い、この場合であれば、クライマックス・シリーズや、さら

には日本シリーズに向かっているはずである。リーダーは常に組織の構成員の一歩先を歩んでいる必要がある。そういった意味では、リーダーは「非情な」存在である。

経営学では、こうした「利用可能な現在の経営資源をもって到達できる以上の目標を掲げ、意図的にギャップを創造することにより、想像力と目標達成エネルギーを引き出すこと」を、「ストレッチ経営戦略」と呼んでいる[注4]。岩永院長が実践していることは、まさにこのような「ストレッチ経営戦略」に他ならない。

実は、今回のインタビューにおいて、院長室でいろいろ話をうかがっているときに、病院の経営幹部の一人が院長の決裁をもらいに入室してきたことがあった。その経営幹部は、「これは前にお話してご了解いただいていた件ですが」と切り出し、当該案件について院長の決裁をとろうとした。これに対して、岩永院長は

「ちょっと、待て。そんなことは聞いてないぞ。○○は××の点でおかしいんじゃないのか。以前の説明とは話が違う。こんな案にサインはできないヨ」

と切り返した。

すると、その幹部は

「いや、それは、かくかくしかじかの理由で、問題なく……」と、ひるむことなく、追加説明をする。

それに対して、また、岩永院長が問題点を指摘する、といったやりとりがしばらく続いた（実際のやりとりは、これほど穏やかではなく、もう少し荒い言葉が飛び交ったと記憶しているが！）。

その場で論じられた内容については、筆者はその適否を判断できる立場にはない。ただ、そのやりとりがおそろしく真剣なものであっ

注4　ストレッチ経営戦略について、くわしくは、ハメル，プラハラード（2001）『コア・コンピタンス経営』を参照。

たことだけは確かだ。結局、その幹部は、「宿題」をもらって、当該問題をさらに詰めた上で、再度院長の決裁をもらうということになった。

このやりとりの後、岩永院長が語った言葉が、冒頭の「時々、組織が少し緩んできたと感じたときには、わざと無理難題をぶつけてみるんだョ」ということになる。組織が順風満帆に見えるときこそ、惰性に流されることなく、あえて「無理難題」とも思える課題を課すことによって、組織に緊張感を取り戻す。「緩んだ」組織を「引き伸ばす（ストレッチ）」、これこそまさに「ストレッチ経営戦略」の典型的な事例と言えるだろう。

4

病院ではESが重要
医者も看護師も来ないような病院に患者が来るか！

最近、「顧客満足（CS：Customer Satisfaction）」ということが、各方面で論じられるようになってきている。医療もその例外ではない。CSをいかに高めるかが医療機関経営にとっての重要課題である、などとよく言われる[注5]。

確かに、医療を含むサービス業の究極の目的は、当該サービスの提供によって、その（最終）消費者である顧客の満足度を高めることにある。Value for Money（VFM）と言われるように、「顧客の支払いに対して最も価値の高いサービスを供給する」ことは、サービス供給者の責務でもある。一方で、近年、医療の世界では、「患者中心の医療（Patient Centeredness）」ということもよく取り上げられるようになってきている[注6]。CS重視といい、患者中心の医療と

注5　たとえば、真野俊樹（2004）『医療マネジメント』p.184

いい、（ある意味ではごく当たり前のことではありながら）いずれもこれまでの伝統的な医療サービスの提供においては必ずしも十分配慮されていたとは言いがたい考え方や姿勢であった。それらが重視されるようになってきたということは、それなりに評価できることであろう。

❏CS と ES は相互補完的

しかしながら、それだけで十分か、というと、そうは言えない。岩永院長によれば、

「CS に加えて、プロの医療専門家の集団である医療機関においては、ES（従業員満足：Employee Satisfaction）がきわめて重要だ」ということになる。

「職員がやりがいや生きがいを感じて、嬉々として働けるような職場でないと、いい医療は提供できない」し、

「そもそも医者や看護師が集まらないような病院に患者が来るか!?」
ということにもなる。

この後者の考え方は、いわゆる「マグネット・ホスピタル（Magnet Hospitals）」にも通ずる発想である。「マグネット・ホスピタル」というのは、もともと看護の世界で使われてきた概念であるが、近年では、医師等も含めた医療専門職を引き付けるだけの「魅力ある病院」という意味あいで使われている[注7]。

なぜ、医療においては、CS と並んで、あるいはそれ以上に ES が重要なのだろうか。この点に関しては、岩永院長の次のような深い洞察に満ちた言葉を引いておこう。

注6　Patient centeredness という考え方については、たとえば、Institute of Medicine（2007）Rewarding Provider Performance を参照。
注7　伊藤恒敏編著（2008）『マグネット・ホスピタル』等を参照。

「真のプロの技術者としての医療者は、何よりも自分の提供した医療サービスによって患者が治癒し、軽快し、あるいは苦しみが少しでも軽減されることに最大の喜びを見出す。そのためだったら、多少の自己犠牲は問わないほどだ。こうした真のプロが、やりがいや生きがいを感じて働ける病院であれば、必ず患者のためになる質の高い医療が提供されるはずだ」

つまり、CSとESは、相互に矛盾する「トレード・オフ」の関係や、「ゼロ・サム・ゲーム」の関係にあるのではなく、「相互補完的」なものである、ということだ。ESの高い病院であればCSも高くなるし、逆にESが低い病院でCSだけが高いということは通常はないということになる。

❑「医療崩壊」の犯人は誰か

「医療崩壊」ということが各方面から盛んに報道され、論じられてすでに久しい。地域の医療機関において医師の確保が困難になり、診療科や、場合によっては病院そのものの閉鎖を余儀なくされ、地域医療が崩壊してしまうという現象だ。

その原因については、長期間にわたる医師数の抑制や低医療費政策のツケといった議論から、新医師臨床研修制度の導入と医学部の医局講座制の崩壊まで、さまざまな「犯人探し」が行われてきた。筆者はこの問題の根本は、Box-6で示したようなわが国における「資本集約的＝労働節約的」な医療サービスの提供体制と、いわゆる「フリー・アクセス」にあるものと考えている。これらは戦後の日本における医療サービス提供の基本的特徴であったが、それらが限界にきており、その転換が求められている。「医療崩壊」は、その転換の途上における一種の摩擦現象であると考えている。

その一方で、最近、こうした「医療崩壊」に「悪乗り」した議論も出てきているように思われる。たとえば、院長や副院長といった病

院の経営幹部が、「自分の病院は医師（や看護師）が足りず、過重な労働を強いている、このままでは地域医療が崩壊してしまう。国や自治体には地域医療を守る責務があるはずだ。何とかしてもらいたい」、などといったことを得々と語る姿がよく見られる。

　しかし、これは少しおかしいのではないか。現場の医師や看護師がそうした窮状を訴えるのならともかく、いやしくもマネジメントの衝に当たる人々の言葉とは思えない。こうした経営幹部は、いったい病院のマネジメントということをどう考えているのだろうか。スタッフに過重な負担を課していることについて、院長や副院長には何の責任もないかのような態度で平然としていてよいのだろうか。そこにはESがCSにつながるという発想はみじんも見られない。こういった病院幹部の下では、いわゆる「立ち去り型サボタージュ」が起こっても不思議はないだろう。

　　　　5

病院経営は植木とは違う
熊本でうまくいったからといってよそへ移植などできない

❏ 調整型リーダーとカリスマ・リーダー

　岩永院長のような個性あるリーダーあるいは強烈なリーダーシップというのは、実は、病院に限らず、一般にわが国の組織においては、比較的稀な存在であった。日本型リーダーというのは、これまでどちらかと言えば、「調整型」の指導者が好まれてきた。たとえば、織田信長、豊臣秀吉、徳川家康というわが国の近世を開いた3人の英雄について、経営者の間の人気投票では、圧倒的に家康が1位だったという。これは、前の2人が、一方は部下の反逆にあって殺され、他方は2代目で家がつぶされたということもあって、経営者としてはその轍を踏みたくないという（当然の）意識もあってのことだろ

う。しかし、それだけではなく、その背景には、基本的に、家康のような、人の意見をよく聞く、バランスのとれた「調整型」のリーダーをよしとする組織風土があったものと思われる^(注8)。

一方で、バブル経済崩壊後の長引く経済社会の不振を背景に、指導力のある強いリーダーに対する待望論が強くなってきていることも、また事実である。岩永院長は、明らかに従来のような日本型の「調整型」リーダーではない。

ここに「カリスマ」という言葉がある。「カリスマ（Charisma）」とは、もともと古代ギリシア語で、「神の恩寵」を表わす言葉であったが、ドイツの社会科学者マックス・ウェーバーが、支配の類型論について、合法的、伝統的、カリスマ的支配を区分したことで、有名になった。今日では、一般に、一般大衆を信服させるような教祖的な魅力や指導力のことを指して、「カリスマ」と呼んでいる。最近では、「カリスマ美容師」とか「カリスマ店員」といった使われ方もしているようだ。信長や秀吉には、かなりの程度そうした「カリスマ」的な性格が強く、逆に家康には比較的そうした要素は薄かったと言われている。

では、岩永院長は「カリスマ」だろうか？

この設問に対する筆者の答えは、「ノー」である。確かに岩永院長の発する言葉や表現には、人の意表を突くところがある。しばし

注8　そうした観点から興味深いのは、室町幕府の創設者である足利尊氏のリーダーシップのあり方である。山崎正和氏によれば、「尊氏はおよそ熱狂とは縁のない穏健な常識人であったらしい。奇怪な振舞や残酷な仕打ちは伝えられておらず、逆に寛容で無欲な人柄を示す評判ばかりが残されている」という。主将としての尊氏は、重要な局面では常に「むしろ過激な判断をためらう」リーダーであったのに対し、副将たる足利直義や高師直は、「味方の世論を常に攻撃的で、積極的な方向に導くことを任務としていたように見える」。ここからは、「調整型」という以上に、猛々しくなく、むしろ「やわな」日本型リーダーの原型が見てとれる。以上については、山崎正和（2008）『室町記』を参照。

ば「あのぼんくらが……」と悪口を口走るように、凡人にはちょっと追いつけない発想や先鋭なもののとらえ方をすることがあるのは事実だ。しかし、同時に、その表現は常に直接的であり、明晰であるということに注意する必要がある。岩永院長の言葉は、きちんと論理的に組み立てられており、論理的に理解可能である。岩永院長は、決して「教祖」的な、あるいは「呪術」的な支配力を行使しているわけではない。むしろ、そうした存在を嫌っているとさえ言える。

❏リーダーシップの有効性は限定的である

　岩永院長は、自分の影響力に関しては、かなり限定的に考えている。

　「病院経営は、熊本でうまくいったからといって、その手法を都合よくよそへ持っていけるというようなものではない。植木を鉢を替えてよそへ移植するというのとは話が違う」という。

　これは、経営学でいう「経営戦略のコンテクスト依存性」という考え方に照応している。三品和広（2003）は、Mayo, Nohria の著作『In Their Time』を引用して、「ある時代に偉業を残した経営者が、別の時代に通用するとは思えない。その意味で、リーダーシップの有効性はコンテクストに依存する」としている。ここで、「コンテクスト（context）」というのは、もともと文脈とか文章の前後関係、脈絡といった意味だが、一般的な状況や背景、環境等を指す言葉である。リーダーシップの有効性は、こうしたコンテクストに依存する。つまり、リーダーシップというのはあくまでも属人的なものであり、いつでもどこでも通用するような「一般解」ではなく、その時代や場所に依存した「特殊解」なのである。

　岩永院長は、国家公務員共済組合連合会本部からぜひに、と委嘱されたような特別な場合を除いて、他の病院経営に口を出すようなことはいっさいしていない。それは、熊本中央病院の経験は、あく

までもある時代の熊本医療圏に適合したモデルに過ぎない、と考えているからだ。そういった意味でも、岩永院長は「カリスマ」ではないし、「カリスマ」になろうともしていない。

ちなみに、ドラッカーによれば、「リーダーのカリスマ性は問題ではない。問題なのは、リーダーのミッションだ」ということになる[注9]。ドラッカーは、20世紀における最大の政治的カリスマ・リーダー3人の名を挙げ（ヒトラー、スターリン、毛沢東！）、彼らが他の誰にもまして人類に大きな惨禍をもたらしたリーダーたちであった、としている。むしろ、問題なのは、task（仕事、務め）であり、リーダーはそのtaskを達成するための召使い（servant）に過ぎないというのがドラッカーの考え方だ。こうした考え方は、岩永院長のリーダーの有効性についてのきわめて限定的なとらえ方と通じるところがある。

6

組織スタッフから見た岩永院長のリーダーシップ
「岩永病」への感染

ここで、少し視点を変えて、熊本中央病院のスタッフから見た岩永院長像について検討してみよう。

濱田泰之副院長は、1977年（昭和52年）に熊本大学医学部を卒業した泌尿器科の専門医で、1980年（昭和55年）7月に熊本中央病院に奉職した。以来、中央病院ひとすじに28年、泌尿器科の医長、部長を経て、2008年（平成20年）7月に副院長に就任した（ちなみに、

注9　Drucker（1990）Managing the Nonprofit Organization 第1章及び第2章を参照。

このときから、中央病院は、初めて副院長3人制を導入している）。あわせて、熊本市の医師会の理事や熊本県医師会の代議員も務めている。文字通り、現在の中央病院ナンバー2だ。

岩永院長とは本当に長い付き合いで、若いときからよく知っている。濱田副院長から見た岩永院長は、1985年（昭和60年）ごろから院内でずっと「リーダー的役割」を果たしてきたという。そして、当時は多くの同僚、先輩たちからは必ずしも理解されていなかったが、新たな熊本中央病院のビジョンを描いて見せた。岩永院長の「衆愚に媚びず」という姿勢は常に一貫しており、大筋で正しいと思うし、違和感もない。「上」と対立しても、あれだけ「強くものが言える」のは、単なる自信のなせるわざではなく、強い信念がないとなかなかできないことだと思う。

ただ、岩永院長といえども、細かいところではいろいろ問題がないわけではない。岩永院長の課題は？　と問われて、「まず何よりもご本人の禁煙ですな」と、濱田副院長は笑う。もっとも、決して禁煙されるはずはないですがね、と付け加えることも忘れなかった。

大嶋秀一副院長は、1982年（昭和57年）の熊本大学医学部卒で、東京女子医大や国立循環器病センター等を経て、1994年（平成6年）に中央病院に循環器科の医長として迎えられた。以後、循環器部長を経て、濱田副院長と同じく、2008年（平成20年）7月から副院長に就任している。血液内科から循環器内科へという、岩永院長と全く同じコースをたどっており、自ら「直系の弟子」だと笑う。カテーテル治療の専門家であり、熊本大学の臨床教授も務めている。

大嶋副院長から見た岩永院長は、「常に理想を語り」、「医者は士（さむらい）だとして、武士道を説く」上司だという。ただし、こうした（いささか古風な）表現については、「僕も剣道部出身ですから、全く違和感はありませんが」とのことだ。しかしながら、ともに歴

史好きの二人は、ときには意見が衝突することもある。たとえば、明治維新の両雄である西郷隆盛と大久保利通について、大嶋副院長は西郷が好きなのに対して、岩永院長は大久保を推すという。これは、リーダーとしての責任の取り方についての評価の問題だろう。リーダーとしての岩永院長の特質については、大嶋副院長は、何よりも「ぶれない」ことを挙げた。大久保利通は、一度決めたことについては、何があっても粘り強く追求し、自分で責任を取ろうとする「ぶれない」姿勢で有名だ。

岩永院長はいつでも誰に対しても基本的に同じことを言う。岩永院長によれば、これは、「僕は記憶力が悪いから、人によって違うことを言っていたら、誰に何を言ったか自分では覚えておらず、管理できなくなって、大混乱に陥ってしまう」からだという。しかし、やはりこれは岩永院長一流の「照れ」であって、リーダーとしての発言が「ぶれない」よう、常に心がけていることは間違いない。「ぶれない」ということは、リーダーに対する信頼感の基本を構成する大事な姿勢だが、言うは易く、実際にはなかなかできないことだ。

緒方洋治元事務部長は、九州財務局の公務員を経て、1994年（平成6年）7月に中央病院の事務部長に就任した。以後、2004年（平成16年）3月の退任まで約10年間にわたって、岩永院長と「お付き合い」してきた。

岩永院長は一見「豪放磊落そう」に見えるが、どうしてなかなか繊細で神経も細やかだという。事務の細かい仕事にも平気で首を突っ込んでくるので、常々「うちには、事務部長のほかにもう一人事務総長がいる」と言っていたそうだ。緒方氏によれば、岩永院長の「95％は、傲慢、無礼、粗野でたまらない」が、あとの「5％は、およそ他に例を見ないような、すばらしいオーラを発しており」、はじめの95％の問題を「すべて打ち消してしまうだけの魅力」があ

るという。この辺については「ちょっと付き合ったぐらいではわからないところでしょうね」と、緒方氏は、にこやかに笑う。

岩永院長と衝突したことは「数え切れない」し、特に「せっかち」な性格なので、結果を出せないと途中段階でも怒り出すため、何度も「大喧嘩」をしたという。そして、そうした大きな衝突の後は、お互いにしばらく顔を合わさない冷却期間をおくため、緒方事務部長の方が欠勤したそうだ。すると、「敵もさる者」で、休んだ後に再び出勤すると、何事もなかったかのように平気な顔をして話しかけてきたという。

塩境美代子前看護部長は、1964年（昭和39年）に助産婦として、熊本中央病院に奉職。以後、中央病院ひとすじに勤め、病棟婦長、看護部次長を経て、2001年（平成13年）から4年間看護部長の職にあった。中央病院では、岩永院長より先輩であり、もっとも長く付き合ってきた一人でもある。

塩境氏も、岩永院長については、「言いたいことは山ほどある」が、特に印象的だったのは、国家公務員共済組合連合会本部からの補助金が廃止されることが決まったときに、岩永院長が職員の前で行ったスピーチだという。岩永院長は「これは中央病院にとって絶好のチャンスだ。国から補助金をもらわないとやっていけないような病院は本物ではない。何もせずに給料だけを貰おうというような人は辞めてもらって結構だ」と職員に訴えた。岩永院長によって、日本の医療が今どういう方向に向かい、その中で中央病院はどの部分を担おうとしているのかが初めて明確に示され、大変新鮮な感じがしたとのことだ。

医長時代、病棟を回診で回るとき、必ずナース・ステーションにヤクルトをぶら下げて、「おーい、またデートするぞ」とやって来る。これは入院患者一人ひとりの顔と名前を覚えていないので、病棟婦

長に一緒に来てもらうためだ。しかし、「この患者さんは、○○診療所（または○○医師）からの紹介患者さんです」とさえ言えば、直ちにカルテや症状についての情報が頭に浮かぶ様子で、その点は本当にすごいと思った。また、毒舌家で、ときにセクハラまがいの不規則発言も多いが、看護職員の間にはファンが多く、連合会病院の看護部長会などでも、他の病院の看護部長たちからよくうらやましがられたという。医師に甘く看護師に厳しい院長はたくさんいるが、岩永院長のようにその逆を行っている例は少ない。看護職員の間での（意外な？）岩永人気のゆえんである。

　ちなみに、このお二人の前職をわざわざ今回のインタビューのためにお呼びたてしたのは、他ならぬ岩永院長自身の計らいである。岩永院長によれば、現職の事務部長や看護部長は、「僕に洗脳されており」、「岩永病に感染している」ので、その意見だけを聞くと、「バイアスがかかる」。ぜひ、前職の「歯に衣着せぬ」意見や評価を聞いてもらって、バランスの取れた記述にしてもらいたい、とのことであった。

　確かに、緒方氏にせよ、塩境氏にせよ、かなり激しい衝突や「喧嘩」のことまで細部にわたって率直に話してくれた。これらは、もはや「過去」に属することとして、遠慮や気兼ねなく話していただけたのであって、その点、（当然のことながら）現職の方々とは一味違うインタビューになったものと思われる。そういった意味では岩永院長の「目論見」は成功したようにも思えるが、その一方で、前職の方々といえども、やはり「岩永病に感染している」ことには変わりなく、しかもそれを人生の喜びに感じている気配が濃厚であった。インタビュアーとしては、「岩永病」の感染力はかくも強く、かつ「持続する病」であることを改めて感じさせられた次第である。

　竹下エミ子看護部長は、1976年（昭和51年）に熊本中央病院に奉

職。以来、1990年（平成2年）に師長、2003年（平成15年）に看護部次長を経て、2005年（平成17年）から看護部長に就任し、今日に至っている。

　竹下看護部長から見た岩永院長は、ときには腹の立つこともいろいろあるが、すべての発言が常に「病院のため」という基本的な一線は決して外していないので、一時的にどんなに腹立たしく心が波立ったとしても、結局「許せる」のだという。また、「医師の指示がおかしいと思ったら、直ちに聞き直せ」というように、看護職の仕事に対する理解も深く、信頼が置けるリーダーであると考えている。そして、厳しいことを平然と言う割には、意外に「ほめ上手」で、いいことについては、直ちに評価して直接電話をするなど、心憎い気配りをする面もあるという。

　看護部の次長になってからは、外部のさまざまな人たちと引き合わされた。その当時は、「自分（岩永院長）が、病院の内と外で同じことをしゃべっていることの証人」として引っ張り出しているのだと言われたが、今から思うと、あれは、新米の看護部次長である自分に対して、病院幹部としての教育をしてくれていたのだと思う。

　小林秀幸事務部長代行は、1981年（昭和56年）に熊本中央病院に奉職。以後、医事係長、情報企画課長、会計課長、事務部次長等を経て、2007年（平成19年）から事務部長代行に就任している。医事係長当時、中央病院内にいわゆるオーダリング計画が持ち上がった[注10]。1997年（平成9年）の新病院への移転に際して、新たなオペレーション管理のツールとして、小林係長はその導入に当たって

注10　オーダリングとは、「診療部門から院内ネットワークを通じて薬の調剤や注射の処方、検査予約などを薬剤部門や検査部門に依頼するシステム」のことである（黒川清，尾形裕也監修（2006）『医療経営の基本と実務　下巻管理編』p.124）。

の実務を担当していたが、過度な投資を疑問視していた当時の岩永診療部次長は、小林氏をオーダリング導入積極派「5人組の手先」と見なし、3年間、廊下で出会っても口もきいてもらえなかったという。そうした状態が解消したのは、結局、岩永次長を納得させる予算まで縮小し、費用対効果が高いシステムへと改めたためであるが、今思えば、（小林氏が）「妙にすり寄ったりしなかった」のも一因ではないかという。

　その後は、急性期特定入院加算の申請やDPCの申請等、病院の重要な戦略的意思決定に関わらせてもらい、常に岩永院長の近くで仕事をさせてもらった。そうした意思決定の際、いつも驚かされたのは、とにかく岩永院長の「決断のスピードが速く」、「指示がシンプルで明確」ということだった。そうした場面に触れる度に、「企業の優れた経営者」を見る思いがしたという。

　GEのジャック・ウェルチ元会長によれば、リーダーシップの基本は3つのSであるという。すなわち、Speed（スピード）、Simplicity（簡素）、Self-confidence（自信）の3つである。以上の中央病院スタッフに対するインタビューからも、岩永院長がこれらの要件をみごとに満たしたリーダーであることがわかるだろう。

Box - **9**

マグネット・ホスピタル

　「マグネット・ホスピタル」は、1970年代から80年代のアメリカにおける「看護職員不足」の時代に、ANCC（全米看護職資格センター）が、看護職員の確保・定着（recruit and retain）のために医療機関が有すべき性質（看護職員を引き付ける「磁力」）を挙げたことから始まっている。「マグネット・ホスピタル」は、現在は、14の「磁力」として、次の項目に整理されている。すなわち、①看護のリー

ダーシップの質、②組織構造（フラットで分権的な構造等）、③経営スタイル（参加型、フィードバックの仕組み等）、④人事政策及びプログラム（給与等雇用条件に加え、プロとしての教育研修、ワーク・ライフバランス等を考慮した人事）、⑤プロフェッショナルなケアのモデルの提供、⑥ケアの質、⑦質の改善、⑧十分なスタッフの確保、⑨看護ケアの自律性、⑩他の医療機関等との連携、⑪教師としての看護職員、⑫看護のイメージ、⑬他職種との協働、⑭プロとしての成長（教育研修システム）である。これらは、単に看護職員の確保・定着対策というよりは、優れた医療機関が有すべき一般的な要件であると言っても過言ではない。最近では、医師が集まりやすい病院として「マグネット・ホスピタル」をとらえようという動きもある（伊藤編著（2008）を参照）。

7

「岩永後」の熊本中央病院
岩永を打ち倒して行け！

　岩永勝義院長は、2009年（平成21年）3月末をもって、熊本中央病院の院長職から退く予定である。院長就任以来10年、中央病院奉職以来すでに38年の歳月が経っている。

　最近数年間は、さすがに「岩永院長リタイア後の熊本中央病院のあり方は？」とか、「誰が病院の後継者になるのか？」といった質問をされることも多い。そうした場合に常々答えているのは、

　「病院の後継者などということは考えない。僕の後は、『岩永の後を継ぐ』のではなく、『岩永を倒して』新たな熊本中央病院を打ち立てるようなやつでなければいかん」

　ということだ。事実、2008年（平成20年）7月からは、副院長3人制をしいて、互いに競わせ、切磋琢磨させている。

後継者は「禅譲される」ものではなく、「闘って奪い取る」ものだという考え方である。あるいは、ヘーゲル哲学流に言えば、テーゼ→アンチテーゼ→ジンテーゼ（正→反→合）というダイナミックな「弁証法的発展」関係である。

　岩永院長によれば、

　「だいたい、今後の日本の医療は、これまでのやり方を踏襲していれば、それで済む、というような甘いものではない」

　「僕自身がそうだったように、常に中央病院の現状について危機意識をもち、これを変えていこうという志が必要だ」

　「その結果、仮に将来、熊本中央病院はその役目を果たしたので、もういらない、という結論になったとしても、それはそれで一向に構わない」

　ということだ。

　しかし、次代の熊本中央病院を担うスタッフたちは、すでに始動している。たとえば、大嶋副院長を委員長とする「熊本中央病院・中期計画策定プロジェクト委員会」は、2008年（平成20年）4月に、岩永院長に対して、9カ月間の検討結果を取りまとめた答申書を提出している。そこでは、これまでの熊本中央病院の歩みを総括し、全体としてはこれを評価しつつ、現状についてのSWOT分析（強み・弱み分析）等を行うことにより、今後の課題を抽出している。

　それによれば、①次世代をリードする強いリーダーの育成、②柱となる診療科を増やす、③消化器科の抜本的改革、④がん診療拠点病院の指定、⑤医師の事務作業負担軽減対策、⑥「診療支援センター」（仮称）の設置、⑦人材教育体制の再構築、⑧経営参画者の育成、⑨広報部門・情報部門の強化、⑩「病院理念」「経営ビジョン」の策定、の10項目が抜き出され、それぞれに対する対応策が示されている。特に、最後の「病院理念」については、「質の高い誠実な医療による地域への貢献」が、「経営ビジョン」については、（1）かかりつけ医

を支援し、入院を中心とした急性期医療を提供することで病院本来の役割を果たす、（2）患者さんを中心とした効果的で効率的な医療サービスを提供する、（3）医学及び医療技術の研鑽に努め、信頼される医療サービスを提供する、の3点が掲げられている。

　これらはいずれも、熊本中央病院の現状及びこれまでの歩みを踏まえた、「地に足の着いた」提言になっていると思われる[注11]。これが、1987年（昭和62年）の答申と同様に、誰の手も借りずに、病院に働くスタッフ自身の手によって書き上げられたという点を評価したい。あとは、課題の第1番に挙げられていた「次世代をリードする強いリーダーの育成」ということになるが、「岩永を打ち倒して行く」、「衆に媚びない」トップ・リーダーの出現を期待したい。

注11　これらの提言の中でも、特に、⑨の「広報部門・情報部門の強化」は、今後の熊本中央病院の経営戦略のあり方において、重要な位置付けを占める可能性がある。医療に関する情報には、一般的な医学情報及び患者の個人情報があるとされるが（Institute of Medicine（2001）Crossing the Quality Chasm）、これらに加え、医療機関に関する情報もある。これらのいずれの局面においても、医療機関がどのように広報・情報戦略を展開していくかは、今後の重要な課題であると思われる。その場合、何と言っても、「情報開示を通じた信頼関係の構築」（Institute of Medicine　前掲書 p.79）ということが基本であろう。

第 **6** 章

志

1

「志」という「死語」

志を　果たして
いつの日にか　帰らん
山は青き　故郷
水は清き　故郷

　これは、言うまでもなく、小学校唱歌「故郷（ふるさと）作詞：高野辰之」の一節（3番の歌詞）である。ここでは、「故郷」は、「志を果たして」将来帰るべき場所と考えられている。

　「山は青く水は清き故郷」は、戦後の経済の高度成長の中で失われていったが、近年また少しずつ復活しつつあるようにも見える。住民の努力により、蛍が清流に戻ってきた話や、山からゴミをなくす運動の粘り強い展開などが報道されることも多くなった。もともと「美しい日本」（「美しい国・日本」ではない！）なのである。いつの

日にか、この歌に歌われているような美しい故郷を取り戻すことは、全く不可能なこととも思われない。

　むしろ、問題なのは、「志」の方なのではないだろうか。今や「故郷」以上に、「志」という言葉は「死語」になってしまった。「志を果たす」というと、いかにも明治の立身出世主義のようにも受け取れる（「仰げば尊し」における「身を立て名を上げ、やよ励めよ」の世界である）。「志」は、いつか帰るべき「故郷」とは違って、もはや取り戻す必要のないものなのかもしれない。

　一方、「武士は食わねど高楊枝」という言葉がある。江戸時代の武士の清貧に甘んじ、プライド高い様を表わした言葉である。幕末に日本を訪れた欧米人の目には、武士とその他の農工商階級は、全く別の異なった人種に見えたという。気位が高く、それこそ場合によっては「攘夷」もやりかねない武士と、卑屈にすぐぺこぺこ頭を下げ、腰を曲げる農工商階級とは、征服民族と被征服民族の末裔とすら考えられたようだ。そうした判断の当否はしばらく措くとしても、外部から見ると、両者にはそれほど大きな相違が見られたということだ。まさに「花は桜木、人は武士」だったのである。

　しかしながら、もはやこうした言葉自体が「死語」になってしまっているかもしれない。たとえば、現代の「士」であるはずの中央官庁の官僚は、かつては、安月給でも、自分たちが「天下国家を支えている」というプライドが高く、文字通り寝食を忘れて「無定量・無際限」に働いたものとされている^(注1)。かつての官僚には、「志で持っていた」ようなところが確かにあった。しかし、これも今では昔話になってしまった感がある。今、霞ヶ関でそんなことを言ってみても「アナクロニズム（時代錯誤）」だと一笑に付されるだけだろう。さまざまな分野における信じられないような失政やスキャンダル等を経て、「官僚」は今や「諸悪の根源」であり、バッシングの対象である。近年の日本の経済社会の低迷も、すべて官僚が悪いとい

うことになっている。「官僚たちの夏」はすでに遠く過ぎ去った過去の季節である。今さら「志を高く持て」と言われても、言葉を返す元気も出てこない、というのが、今の霞ヶ関の実態だろう。

2
ノブレス・オブリージュ

　こうした「志」についての逆風時代に、あえて異を唱えている一人が、実は岩永院長である。その徹底した「アナクロニズム」（失礼！）ぶりは、どこかあの風車に立ち向かう「憂い顔の騎士」を思わせるところがある[注2]。それは、「反時代的」であるかもしれないが、実は、今日の日本においては、きわめて珍重すべき姿勢でもある。

　これまで述べてきたことからも明らかなように、岩永院長は、病院のミッション（使命）ということを常に意識しており、組織のメンバーに対してもこれを強調してやまない。ミッションは、すべての組織にとっての存立基盤であるが、特に病院のような非営利組織においては重要である。

　「ミッションを喪失した組織においては、組織を維持・存続すること自体が目的と化してしまう」と言われる。そうした組織においては、法令違反であれ、犯罪的行為であれ、それこそ「何でもあり」

注1　城山三郎（1980）『官僚たちの夏』では、通産大臣秘書官に任命された官僚が、新任の池内通産大臣（池田勇人がモデルとされる）に対して、午後10時に帰りの挨拶に訪れたときの会話は次のように描かれている。
　　「帰る？　まだ、おれが起きている中に、帰るというのか」
　　「すると、わたしはいつまで……」
　　「いつ、なんてものがあるものか。秘書官は、無定量・無際限に働くものなんだ」。
　　「無定量・無際限……」
　　（傍線部は引用者。城山前掲書 p.77）
注2　セルバンテス，牛島信明訳（2001）『ドン・キホーテ』を参照。

になってしまう。最近の事例では、社会保険庁しかり、船場吉兆しかり、三笠フーズしかりだろう。こうした組織人が引き起こす不祥事については、その多くの原因を、「組織内の基準と社会的な基準の落差の拡大」に求めることができるという[注3]。

　もともと組織のミッションは、多かれ少なかれ、「社会への貢献」を意識したものとなっていたはずだ。医療機関であれば、「地域の医療への貢献」や「地域の住民の健康の確保」といったことがうたわれていないことの方がむしろ稀だろう。しかしながら、こうした「社会への貢献」の意識が時とともに薄れ、「組織内の基準」が一人歩きを始める。そして、やがて「社会的な基準」との間のギャップが拡大していく中で、組織は崩壊への道をたどり始めることになる。

　このように、ミッションは組織にとってのまさに「生命線」であるわけだが、これを単なる「お題目」とせず、常に生き生きとした息吹をもったものとするためには、何よりも組織内に高い「志」をもったスタッフが数多くいるかどうかということが決め手となる。組織におけるミッションを支えるのは、結局のところ、「人」なのである。岩永院長の言葉を引こう。

　「司馬遼太郎の小説『坂の上の雲』に出てくる児玉源太郎をはじめとする明治の群像の志の高さには、本当に涙が出る」

　「医療も、結局、国民の血税と保険料で支えてもらっているのだから、これを提供する医療者側には高い志、ノブレス・オブリージュが求められるのは当然だ」

　「僕は、中央病院のスタッフに対しては、常にこのノブレス・オブリージュを要求している」

　ここで、「ノブレス・オブリージュ（Noblesse oblige）」とは、フランス語の表現で、「貴族（高い身分：noblesse）には、義務が伴う

注3　太田肇（2003）『選別主義を超えて』を参照。

（oblige）」という意味である。たとえば、現代の日本やアメリカなどと比べ、階級社会が色濃く残っていたイギリスでは、第一次世界大戦における貴族階級の若者の戦死者が多かったと言われている。彼らは「貴族の義務」として、すすんで志願して危険な戦線に赴いたとされる。第一次大戦後におけるイギリスの不振の原因の1つを、こうした優秀な若者の損失に求める見解すらあるほどだ。

　このような「ノブレス・オブリージュ」を、階級社会でもない現代日本において求めることも、あるいはアナクロニズムだと言われるかもしれない。日本の戦後教育は、一貫して「平等」を追求してきた。何にせよ、ともかく「人と人との間に差を設けない」ことこそが、その基本とされてきたのである^(注4)。そうした中で、「ノブレス（貴族のような高い身分）」を強調し、それに伴う義務を求めたりするのは、いかにも「反時代的」な行為なのではないだろうか^(注5)。

　この疑問に対しては、2つの側面から答えることができるように思われる。1つは、日本の医療制度の特質という側面であり、もう1つは、医療者に求められる資質という側面である。後者については、節を改めて論ずることとし、ここでは前者の側面について述べてみよう。

注4　その結果、「公式には」平等な教育がうたわれていながら、実態としては、誰もそれを信じていない、という憂うべき結果に陥っているように思われる。硬直化した公立の中学・高校は忌避され、私立の中高一貫校が、相対的に裕福な両親によって選択され、それが一部の国立大学を中心とする（！）一流大学への進学につながるといういびつな構造ができあがって久しい。

注5　実際、斉藤貴男などは、「ノブレス・オブリージュ」という言葉を、「自ら『高貴な』などと、個人的には大嫌いな言葉なのですが」と毛嫌いしている（斉藤貴男（2008）『分断される日本』p.222）。一般に、マスコミ等で「庶民」という言葉が好んで使われることと、「ノブレス・オブリージュ」の不人気とは比例しているように思われる。「庶民」という言葉が内包している無責任さといやらしさについては、使っている当人は、存外気づいていないことが多いようだ。

すでに、岩永院長の言葉として引用しているように、日本の医療は、結局のところ、「国民の血税と保険料で支えてもらっている」。たとえば、2006年度（平成18年度）の国民医療費（1年間に医療機関等で使われた医療費の総額）33兆1,276億円が財源別にどのようにしてまかなわれたのかを見てみよう^(注6)。

日本は社会保険方式をとっているので、保険料が一番大きく、49.0％、次いで公費36.6％、患者負担14.4％となっている。ここで、公費というのは、国や都道府県、市町村が一般会計（つまり税金）から支出したおカネのことである。36.6％の内訳としては、国庫24.7％、地方11.9％となっている。これを保険料とあわせると、実に医療費総額の86％近くに達しており、まさに「国民の血税と保険料で」支えられていると言える（Box-10）。

Box – **10**

社会保険と公費負担

国民医療費総額に占める保険料のシェアが50％を割り込んでいることには留意する必要がある（最近、3年連続で50％を割り込んでいる）。日本は「国民皆保険」であるとか、医療財政の方式としては「社会保険方式」であるとか、よく言われる。しかし、本来の社会保険方式をとっている諸国（ドイツやオランダといったヨーロッパ大陸諸国が中心）においては、当たり前のことながら、医療費総額に占める保険料のシェアは圧倒的であり、9割前後というのが普通である。これに対して、日本は社会保険方式と言いながら、保険料が半分を割り込んでいるという、いささか奇妙な状況にある。これは、国民健康保険や老人保健制度（2008年4月からは後期高齢者医療制度）等の「財政力の弱い」制度に対して高率（原則とし

注6　厚生労働省（2008）「平成18年度国民医療費の概況」を参照。

て給付費の 50%）の公費負担が投入されていることが主因である。

　これは、もちろん、低所得者も含めてできる限り広範な国民を（生活保護ではなく）公的な医療保険制度でカバーしていこうという、戦後の基本的な医療政策の結果である。そのこと自体は評価できるものと思われるが、一方で、こうした公費負担の高さは、国や地方政府の財政状況が直ちに医療費総額に影響を及ぼしやすいという、制約面も同時に有していることには留意すべきである。最近の毎年度の予算編成における社会保障費 2,200 億円の削減措置が、「医療費適正化」への要請を強めてきたことなどもその明らかな一例であると考えられる。そういった意味では、公費負担のウェイトの高さは、言わば「両刃の剣」なのである。

　医療関係者と話していると、「（日本人は）パチンコに 30 兆円ものカネをつぎ込んでいるのに、医療費に 30 兆円を使うと、どうしてすぐに目くじらを立てて、医療費の「適正化」が必要だ、などと言い出すのか」と憤然と訴えかけられることがよくある。こうした主張を聞くと、（パチンコをたしなまない）筆者などは、思わず、もっともだとうなずいてしまう。大の大人が、空気の悪いパチンコ屋で、長時間座りきりで遊んでいるのは、あまり生産的とも健康的とも思われない構図だ。同じ 30 兆円を使うなら、まだしも医療費の方が「世のため、人のため」になっているように見える。そうなると、上述のような医療関係者の憤りももっともだ、ということになる。

　しかしながら、この議論には、実は、重大な見落としがある。前述したように、医療費は、少なくともわが国においては、その 8 割以上が税か社会保険料か、いずれにしても、家計から強制的に徴収されるおカネによってまかなわれている。国民は自由意思で自発的に保険料や税金を納めているわけではない。それは、（ある程度の反対給付は期待できるものの）否応なく文字通り強制的にふところから

徴収される「公租公課」なのである。これに対して、パチンコの場合は、あくまでもその支出は、基本的に個々人の自発的な意思によっている。本人の意思に反して、いやいやパチンコにおカネをつぎ込む必要は、通常はない。医療サービスとパチンコを同列におくことは、少なくとも現代の日本においては、適当ではないということになる[注7]。

こうした、パチンコとは違って、「国民の血税と保険料によって支えられている」医療に従事する者については、当然、高い「志」が求められる、というのが岩永院長の議論である。ここでは、岩永院長は、決して形而上的な精神論としての「志」を語っているわけではない。むしろ、おカネの流れという形而下の事実に即して、現代における「ノブレス・オブリージュ」を再構築しようとしている点がユニークな立論であると言える。

3

努力せんでええから、結果を出せ

それでは、このように「ノブレス・オブリージュ」を求める岩永院長は、病院のスタッフに対して、かつての官僚たちのように「無定量・無際限の努力」を求めているか、というと、決してそうではない。むしろ、事実は逆である。

「一生懸命努力します、と言うやつには、『努力せんでええ、ただ結果を出せ。結果を出すのがプロだ』と言っている」

「センスのないやつが一生懸命やると、かえって社会的に見て害になることも多い。やらんでもいいようなことを一生懸命やってし

注7　こうした観点からは、第4章で述べた、医療における「値決め」が問題となる。自由診療と保険外併用療養費の場合は、よりパチンコの比喩に近いと言える。

まう。患者にとっては実に迷惑な話だ」

　ここには、岩永院長の、医療者の資質についての厳しい見方がよく表われている。こうした厳しい評価に耐えうる資質をもった者だけが、医療者として医療の現場に立つべきだ、というのが岩永院長の基本的な考えだ。医療者はまさに選ばれた「ノブレス」であるべきなのである。岩永院長は、さらに語る。

　「感性のないやつが医者や看護師になっては国民の不幸だ」

　「これは、ナイチンゲールも同じ趣旨のことを言っているヨ」

　こうした厳しい姿勢は、ときには、「勘違いしている」世間と摩擦を起こすこともある。たとえば、ある年の熊本中央病院の看護師採用試験で落とされた受験生の父親が、どなりこんできたことがある。

　「なぜ、家の娘が落とされたのか、納得がいかない。これまでいろいろな試験を受けて受からなかったことなどいっぺんもなかった。手塩にかけて大事に育ててきた優秀な娘なのに」

　これに対する岩永院長の答えは、辛らつでそっけないものだった。

　「あんたのような親に育てられたから、ダメなんだ」

　こうしたプロセスとしての「努力」ではなく、アウトカムとしての「結果」や「成果」を求める岩永院長の姿勢は、あるいは、日本の一部の病院長たちの考え方とは鋭く対立するものかもしれない。たとえば、第5章でも述べた全般的な「医療崩壊」現象と、自院の医療スタッフの「過重労働」とを結びつけて論じたがる病院幹部たちは、ストラクチャー（構造）とプロセス（過程）を重視する一方で、アウトカム（成果、結果）を無視ないしは軽視しているように見える(注8)。そこには、マネジメントにあたる者としての責任感と能力の問題もさることながら、供給サイドの論理（医師が足りない、看護師が足りない、過重労働になっている）しか見えてこない。肝腎の需要

サイドの問題、すなわち、そういった病院におけるアウトカムがどうなっているのかは、等閑視されているのである。

　しかし、医療において究極に求められるものは、あくまでもアウトカムであり、ストラクチャーやプロセスは、その「代理指標」に過ぎないということを忘れてはならない[注9]。医療者に対して、常に「結果」を求める岩永院長の姿勢は、こうして、供給サイドの論理を超えて、需要側、患者側と直接結びつく可能性を秘めていると考えられる。

　さて、このように、熊本中央病院のスタッフに対して、真のプロフェッショナルとしての厳しくかつ高い要求水準を突きつける一方で、岩永院長は、トップ・マネジメントとして、その成果に対するきめ細やかな評価を行うことも忘れてはいない。

　「どんなに頑張ったとしても、スタッフ全員が院長になれるわけではないことはもちろんだ。しかし、中央病院に勤める全職員に、それなりに納得した職業人生を送ってもらうにはどうしたらよいかを考えるのも院長の役目だ」

注8　ここでの議論は、Donabedian の「医療の質」に関する古典的な三分法に依拠している。Donabedian（1966、2003）は、提供される「医療の質」を、医療施設や設備、人員配置といった structure（構造）、医療サービスの提供手順等の process（過程）、当該医療サービス提供の結果としての生存率や死亡率といった outcome（成果）の3つに分けて、有益な議論を展開している。

注9　最近の医療改革をめぐる議論及び実際の政策は、次第にこうしたアウトカム重視の方向に向かいつつあるように思われる。たとえば、議論のレベルでは、いわゆる P4P（Pay for Performance：提供される医療の質や成績に応じた診療報酬支払制度）や Value-Based Competition on Results（医療の成果についての価値（創造）を基本とした競争）が主張され、欧米諸国ではすでに一部実行に移されている。これらについてくわしくは、Institute of Medicine（2007）Rewarding Provider Performance 及び Porter, Teisberg（2006）Redefining Health Care 等を参照。また、わが国における実際の政策としても、たとえば、2008年4月に実施された診療報酬改定においては、回復期のリハビリテーションについて、アウトカム評価が試行的に導入されている。

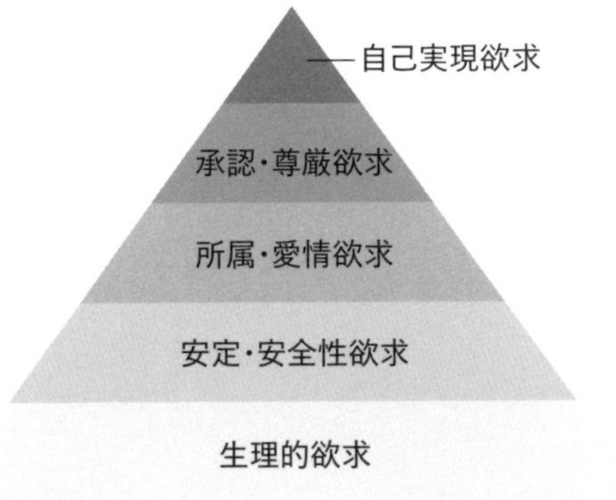
自己実現欲求
承認・尊厳欲求
所属・愛情欲求
安定・安全性欲求
生理的欲求

図1-9｜マズローの欲求階層説

経営（学）の世界においては、マズローの欲求階層説が有名だ。人間の欲求は、生理的欲求から安全欲求を経て、これらが満たされると、より高次の欲求へと移っていく（図1-9）。最も高次な欲求レベルは「自己実現欲求」であるが、これはすべての人に対して要求できるような性質のものではない。組織としては、むしろスタッフに対して次のレベルの「承認・尊厳欲求」をいかに満たすことができるかが重要だ（注10）。岩永院長の医療のプロとしての「成果」を求め、それをきちんと評価し、承認していこうという姿勢は、まさにこの部分に対応していると言える。

岩永院長は、さらに語る。

「病院での人づくりは、いわば『有機農業』のようなものだ。すぐに『収穫』を求めてはいけない。そんなことをすれば『土』がやせてしまう。豊穣ないい『土』をつくることが大切であり、そのために

注10　沼上（2003）によれば、「自己実現欲求のみに突き動かされるような老成した人など企業組織ではほとんど存在していないのだから、組織設計の際に自己実現を主たる要素として組み込むことなど必要ない。……企業組織のような社会システムを運営する上で日常的に一番重要なのは自己実現欲求などではなく、それよりも低位の承認・尊厳欲求である」という（沼上幹（2003）『組織戦略の考え方』p.88-89）

は時間もかかるし、手入れが必要だ」として、

「病院経営からあがった利益の一部は、『土に返す』こと、すなわち、人づくりのための投資に使うことが大切だ」という。

熊本中央病院の「土壌」は、今や黒々とした、たくましい豊穣さを示しているように思われる。

4

「命が地球より重い」などという「世迷い言」

今から30年以上前の1977年（昭和52年）9月に、いわゆる「ダッカ日航機ハイジャック事件」が起こった。パリ発羽田行きの日航機が、日本赤軍グループによってハイジャックされた事件である。当時の福田赳夫首相は「人命は地球より重い」として、ハイジャックの犯人の要求を呑み、人質の身代金の支払い及び「超法規的措置」として獄につながれていた過激派メンバーなどの引き渡しを決断した。この決断に対しては、当時も内外から強い批判の声があり、事実、「超法規的措置」をとることに抵抗した当時の福田一法務大臣は更迭されている。

ここでは、事件の全般的な評価を行うことが目的ではない。そうではなくて、「人命は地球より重い」という名言（迷言？）について、医療の場においてどのように考えるべきか、ということについて検討してみたい。

この言葉に対する岩永院長の評価はきわめて厳しい。

「『命が地球より重い』などというのは、とんでもない世迷い言だ」

「大体、論理的に考えてみても、そんなことがありうるはずがないではないか」

確かに、すべての生命が地球に基づくものである以上、この地球より大切な生命、地球を滅ぼしてまでも守るべき生命などというも

のは（SFの世界は別として）存在しうるはずがない。「地球より重い人命」などということは、比喩としても論理的に成立しないのである。さらに、続けて、医療における資源の有限性ということ、あるいは価値の相対性ということを説く岩永院長の舌鋒は鋭い。

「医療についても、いくらカネをかけてもいいから、1分でも1秒でも長生きをさせればいいというものではない」

「ましてや、日本の場合は、医療は国民の血税と保険料によって支えられている。そこを無視して、何でも自分の思い通りにさせようというのでは、国民皆保険は崩壊してしまうだろう」

「医療には常に費用がかかる。いずれにせよ、それは国民の負担なのだという事実をじっくり噛みしめるべきだ」

至言である。これらの言葉を論理的に反駁することは、おそらくむつかしいものと思われる。

しかしながら、これらは、（悲しむべきことだが）今の日本社会においては、ほとんど「タブー」に近い、危険な言辞でもある。こういった言葉に対しては、直ちに「命（の尊厳？）を軽視している」とか、「命をカネで測ろうとしている」といったステレオタイプな反発が予想される。「弱者（これも奇妙な言葉だ）は死ねというのか」とか「病人を差別する許しがたい暴言だ」とかいった（情緒的）反応がすぐに出てくることは、容易に想像できる。

しかしながら、岩永院長の発言は、こうした底の浅い言辞とは異なって、もっと根源的な、医師としての深い洞察に基づいている。

「『生老病死』は、生命の自然な循環であり、何も特別なことではない」

「古来、秦の始皇帝以来、不老不死は、人類の『見果てぬ夢』だった。そんな中で、徐福のようなペテン師も出てきた（ちなみに、徐福は、伝説では『蓬莱国』、つまり日本に渡来したと伝えられている！）」

「しかし、しょせん『見果てぬ夢』は『見果てぬ夢』であって、死

は万民に平等に訪れる。いかなる栄耀栄華をきわめた王侯貴族と
いっても死から逃れることはできない。この死の平等性というとこ
ろがなかなかよい」

「そうした（死の絶対性という）圧倒的な事実を前にして、医師に、
あるいは医療に何ができるか。それは、きわめて限定的なものだと
考えざるを得ない」

「日本の医師たちは、国民の過大な期待の下で、科学とも言えない、
ほとんどインチキに近いようなことをやってきた。これは国民やマ
スコミのみならず、いたずらに幻想を振りまいてきた医療人の側も
悪い」

こうした医療の限界についての率直で謙虚な態度は、医師として
の岩永院長に対する信頼感につながるものだ。そこには、医学や医
療技術の進歩によって何でも可能になるかのような勇ましい主張を
したがる「現代の徐福」たちとは明らかに一線を画した姿勢が見て
とれる[注11]。むしろ、これは、Box-11 に引用したような「赤ひげ」
の思想とも共通する発想だと言ってもいいだろう。岩永院長の一見
乱暴に見える言い回しや議論も（実は、「赤ひげ」もそうしたキャラク

注11　ここで、公的な医療費の抑制に熱心な一部のエコノミストや財界人、経済
　　　記者等の主張の中には、こうした医学や医療技術の発展に対するナイーヴ
　　　な楽観論がしばしば同居しているということは、指摘しておいてもよい事
　　　実だろう。彼らはこれをもって、公的な医療保険制度の限界とみなし、い
　　　わゆる混合診療の解禁や自由診療の拡大等の主張につなげている。一方、
　　　これとは全く正反対の立場から、公的医療費を無際限に増大して「命を守
　　　る」ことを主張する人々も、こと医学や医療技術の進歩に関しては、ほと
　　　んど同様の楽観論に立っているように見える。公的な医療保険制度の縮小
　　　論も、また拡大論のいずれもが、等しくアグレッシブな医学・医術信奉論
　　　に立っているということは、興味深くかつ奇妙な構図なのではないだろう
　　　か。逆に言えば、こうした面については抑制的な意見を持ち、同時に基本
　　　的に現行の医療保険制度の維持を主張する岩永院長（及び筆者）の立場は、
　　　現在の日本においては、少数論ということになる公算が大であるというこ
　　　とになる。

ターを持った人間味あふれる医師として描かれているのだが）、そこには人間のあり方や生き方に対するまっすぐな気持ちが込められているということは見逃すべきではない。

Box – **11**

医学・医術の限界：「赤ひげ」の言葉

「すると、治療法はないのですね」

「ない」と去定は嘲笑するように首を振った、「この病気に限らず、あらゆる病気に対して治療法などはない」

登はゆっくり去定を見た。

「医術がもっと進めば変わってくるかもしれない。だがそれでも、その個体のもっている生命力を凌ぐことはできないだろう」と去定は云った、「医術などといってもなさけないものだ、長い年月やっていればいるほど、医術がなさけないものだということを感ずるばかりだ、病気が起こると、或る個体はそれを克服し、べつの個体は負けて倒れる、医者はその症状と経過を認めることができるし、生命力の強い個体には多少の助力をすることもできる、だが、それだけのことだ、医術にはそれ以上の能力はありゃあしない」

去定は自嘲とかなしみを表白するように、逞しい肩の一方をゆりあげた、「――現在われわれにできることで、まずやらなければならないことは、貧困と無知に対するたたかいだ、貧困と無知とに勝ってゆくことで、医術の不足を補うほかはない、わかるか」

（山本周五郎『赤ひげ診療譚』）

以上は、主人公の若き見習い医・保本登（やすもと・のぼる）に対して、赤ひげ、こと小石川養生所医長である新出去定（にいで・きょじょう）が語った一節である。ここにも医学医術の限界に対するリアルな認識が表現されている。

第 7 章

「岩永語録」

　この章では、これまでの各章で述べてきた岩永院長に対するインタビューには収まりきれなかった会話を、「語録」として収録している。これらは、各章のテーマや話の流れにはうまくはめ込むことができなかったものだが、捨てるにはいかにも惜しい珠玉の言葉ばかりである。

　ここでは、それらを一括して「語録」として収録し（順不同）、簡単な解説を付けることにした。解説は、前後の文脈やこの言葉が出てきた背景、必要最小限度の用語の説明程度にとどめている。読者には、直接、臨場感ある形で、岩永院長の口吻（特に逆説的・偽悪的な表現に込められた真実）をじっくりと味わっていただきたい。

ちりは積もっても山にはならない

　トップ・マネジメントとして、経営戦略と経営戦術、あるいは、マイケル・E・ポーターの言葉を借りれば、「戦略」と「オペレーショ

ン効率の改善」[注1]を明確に区別した言葉である。

　病院長がなすべきことは、病院全体の経営戦略を構想し、果敢に実行すること（「山をつくること」）であって、細かい「ちりを集めること」ではない。院内の蛍光灯を消して歩いたり、紙は裏まで使用したり、といったことばかりに熱心に取り組んでいる院長がよく見られる。それ自体は資源の節約・有効活用（あるいは「環境にやさしい」対応？）であり、結構なことではあるが、それをもって院長としての責務と役割を果たしているとはとうてい言えないだろう。

　アメリカをはじめ、全世界の経営トップ層を輩出してきたハーバード・ビジネス・スクールの教育目標は、「ビッグ・ピクチャー」が描ける人材を養成することにあるという[注2]。これは、「木を見て森を見ない」精神とは、ちょうど対極にある考え方である。

　「ちりが積もって山になった例があるか？（ちりが積もってできるのは、せいぜい「ゴミの山」だ！）」という岩永院長のいささか挑戦的な問いかけは、こうしたトップ・マネジメントが担わなければならない役割を果たそうというトップの厳しい覚悟の表われでもある。

注1　マイケル・E・ポーター（1999）『競争戦略論Ⅰ』によれば、「戦略とは、他社とは異なる活動を伴った、独自性のあるポジションを創り出すことである」とされる。これに対して、「オペレーション効率（の改善）」とは、「同様の活動を競合他社よりも上手に行うこと」を意味する。つまり、さまざまな経営・管理ツールやテクニックを駆使することによって、組織の効率性を高めることである。オペレーション効率の継続的改善は、「卓越した収益性を実現するための必要条件である」が、十分条件ではない。オペレーション効率だけを頼りに、長期にわたって競争に勝ち残り続けることは困難である。古典的な戦略・戦術論で言えば、オペレーション効率の改善とは、戦略ではなく、戦術論的なレベルの話であると考えられよう。
注2　土屋守章（1974）『ハーバード・ビジネス・スクールにて』を参照。

「患者様」なんて、絶対言うな。医療者と患者が対等の同じ目線で向き合わなければならない

　消費者重視、患者重視という、一般の経済社会ではしごく当然のことが、これまでの医療界では必ずしも当然ではなかったという事実がある。

　「よらしむべし、しらしむべからず」、あるいは「黙って俺（医師）について来い」というのが、伝統的な医療界の一般的な態度であった。特に、わが国の医療界では長らくそうした権威主義的な風潮が優勢であったと言われている。

　そうした中で、ようやく 2006 年（平成 18 年）の医療法改正において、「患者による医療の選択」ということが前面に打ち出されてきた。医療機関側も、自分たち供給サイドの都合ではなく、医療サービスの最終消費者である患者の都合第一という姿勢に変わりつつある[注3]。

　そのこと自体は当然であり、結構なことだが、一方、一部には行き過ぎも見られる。

　「患者様」もその一例であり、その慇懃無礼な語感に違和感を覚える患者も多いものと思われる。医療は本来「情報の非対称性」が大きいサービスであり、十分な説明と納得（インフォームド・コンセント）が求められる。その際、患者は単なる受け身の「お客様」（患者様）ではなく、医療者とともに、自らの病気やけがの治療に積極

注3　アメリカの高名なメイヨー・クリニック（Mayo Clinic）のスローガンは、「患者第一（The patient comes first）」主義であり、従業員の採用から教育研修まで、このことは徹底されているという。くわしくは、Leonard L. Berry and Neeli Bendapudi（2003）Clueing In Customers を参照。

的に立ち向かっていこうとする「パートナー」であることが望まれる。そして、こうした患者の治療への積極的な参加が、結局、より良い治療の成果にもつながるということが、最近の研究でも明らかにされてきている[注4]。

　岩永院長のこの言葉には、医療者と患者を対等の存在と見て、ともに病気やけがに立ち向かっていこうという基本的な態度が読み取れる。

外来で、注射で治る病気があったら、言ってみろ

　熊本中央病院は、入院・外来の診療単価が大学病院などをはるかに上回る高機能の急性期病院である（2007年度の入院診療単価6万7,268円、同年度の外来診療単価1万5,650円）。

　しかしながら、決してムダな治療や「濃厚診療」を行って「稼いでいる」わけではない。この言葉は、外来や処置室での治療において、効果のない、ムダな診療行為を厳に戒めたものである。「注射で治る病気などない」のだから、「注射でもしておきましょうね」と、患者に優しい顔を向けたりするのは、とんでもない偽善だということになる。その結果、「点滴などするぐらいだったら、森永のキャラメル1個とポカリスウェットでも飲んでいた方がましだ」と「暴言を吐いて」、患者に激怒されたこともあったという。

　岩永院長によれば、「経営のために医療の適応を緩めることだけはしてはいかん」ということであり、また、「僕は経営上の目標値をスタッフに要求したことは一度もない。それをやったら、単なる

注4　Institute of Medicine（2001）Crossing the Quality Chasm p.70-71

『儲け主義』に陥ってしまう」ということでもある。熊本中央病院の「高機能入院医療」が、こうした厳しい効果（effectiveness）、効率（efficiency）の追求の上に成り立っていることには、留意すべきであろう。

> **風邪を引いたら、暖かくして
> 休養することが一番だ。
> 医者にかかっても仕方がない。
> 僕は、いつもルル®３錠飲んで寝ている**

これは、上記のムダな医療の排除に関する、医療サービスの受け手側に対する発言である。

近年のわが国における「医療崩壊」と呼ばれる現象の一因として、供給側の要因だけではなく、患者側の過剰受診があることが指摘されている。風邪を引いても大病院に、ということを繰り返していては、病院勤務医への過重な負荷を減らすことはできない。風邪に効く薬や根本的な治療法は残念ながら現時点では存在しないのだから[注5]、わざわざ医療機関まで出かけていって、他人に風邪をうつしたり、逆に他の感染の危険を冒す必要はないということだ。

また、「最近の母親は、子供が熱を出すと、すぐに熱を下げようとむやみに解熱剤を使いたがるが、あれはよくない。むしろ、一般的には熱が出るというのは、身体が一生懸命病気に抵抗し、戦おうとしているのだから、これを人為的に下げてしまうのは返ってよく

注5 ほとんどの風邪は、ウィルス性のものであるから、抗生物質の投与は適切な治療とは言えない。しかしながら、米国における実証研究によれば、実際には、半数以上の風邪の患者に対して抗生物質が投与されていたという報告がある（Institute of Medicine（2001）Crossing the Quality Chasm p.237）

ない場合が多いものだ（もちろん、ごくまれに脳症を引き起こしたりする例外はあるが）。一般的には、せっかく子供が自然の抵抗力を身につける機会をみすみす失ってしまう弊害の方がはるかに大きい」という言葉も、人為的な医療行為の限界の認識と、自然の治癒力への信頼という、岩永院長のドクターとしての基本的な姿勢を表わしている。

> **情報は「情」を込めないと、
> なかなか相手には伝わらない
> （僕が時々怒鳴ったりするのも、
> そのためだ）**

　人と人との間のコミュニケーションの本質を突いた言葉である。

　組織内における情報の共有は、経営の基本であるが、このことは案外、「言うは易く行うは難い」ことでもある。通り一遍の「通達」や、パンフレットの配布、あるいは「（電子）掲示板」に「掲載」した、ということをもって、組織内に情報が伝達され、共有されたと考えるのであれば、情報の本質がわかっていないと言わざるをえない。

　一方、最近は、電子メールや携帯が発達・普及し、政治家どうしの連絡すらメールや携帯で行われるようになっているという(注6)。オフィスによっては、1日中、同僚と直接顔を合わせなくても仕事

注6　2008年8月21日付け日本経済新聞朝刊（「今どき政治風景（上）」）によると、近年、議員同士の間の連絡にも携帯やメールが使われることが多くなってきて、「議員同士のホットラインに頭を悩ませているのは、日程を管理するスタッフたちだ」という。内閣改造や党役員人事などの連絡・打診にさえ、携帯やメールが活用されるようになってきている。しかし、その一方で、「相手の表情こそ最高の情報だ」、あるいは「重要な相談事はひざ詰めで」という原則は変わっていないという。

を進めていく上で大きな支障のないところも出てきているようだ。

しかしながら、病院のように、直接顧客（患者）と触れ合うことが業務として求められ、また、チーム医療がますます重要になってきている職場では、こうしたことはありえないことだ。そもそも人とのコミュニケーションができないような人が医療者になっているとしたら、患者のみならず、本人にとっても不幸なことだろう。

岩永院長は、それこそ「情を込めて」、「情熱的に」話す。日米開戦時の連合艦隊司令長官であった山本五十六元帥の有名な言葉に、「やってみせ、言って聞かせて、させてみせ、ほめてやらねば、人は動かじ」というのがあるが、岩永院長もそこは「僕はこう見えても案外辛抱強く、執念深いんだヨ」ということになる。

ちなみに、この言葉は、最近、熊本日日新聞からの熊本著名人に対する「座右の銘」の求めに応じて、岩永院長自身が選んだ言葉でもある。

重要な情報ほど、裏を取れ

一方、情報の「伝達」のみならず、その「収集」についても、岩永院長は一家言をもっている。組織の戦略的な意思決定に関わるような重要な情報ほど、特定のソースからのものだけではなく、複数の、ときにはむしろ対立するような考え方をもった人たちからの情報をとって、「必ず裏を取る」ことが重要だという。

前述の塩境前看護部長は、岩永院長がしばしば病院の職員食堂で食事をしながら、ふだんあまり話す機会のない（管理職ではない）一般職員から熱心に話を聞いている姿を見かけたという。これは1つには、上記の情報「伝達」がきちんと行われているかどうかを確認するという意味がある。幹部会議等での伝達事項が組織のすみずみ

まで浸透しているかどうかを確認するためには、直接聞いてみるに如くはない。中間管理職がきちんと組織における情報伝達の役割を果たしているかどうかが、それによってわかる。

　また、熊本中央病院には、労働組合が存在しない。このことは、岩永院長によれば、「両刃の剣」だという。公的医療機関の労組にありがちな、徒に経営の足を引っ張るようなことがなく、病院経営がやりやすい面がある一方で、きちんとしたチェック機能が働かない危険性もある。病院経営が、経営幹部だけの「ひとりよがり」に陥り、組織がうまく機能しなくなってしまう可能性があるという。このため、特に日頃から一般職員の声を謙虚に聞くように努めており、職員食堂での「情報収集」もその1つであると言える。

自分は、畳の上で死ねないような悪いことはしてこなかったつもりだ！

　現代の日本においては、病院（医療機関）のベッドの上で死ぬことが当たり前のことになってしまっている。イリッチの言う、いわゆる「病院化社会」である。図1-10に示したように、かつては自宅で死亡する者の割合が8割を超えていたのに、今は、これとは全く逆に、医療機関で死亡する者の割合が8割を超えている。まさに「畳の上で死ねない」のが普通の状況になっていると言えよう。もともと、「畳の上で死ねない」というのは、たとえば戦場での死や刑死など、尋常でない非業の最期を遂げることを表わした言葉だが、現代の日本人の多くは、自宅の「畳の上では死んでおらず」、「非業の最期を遂げている」と言えるかもしれない。

　そうした中で、「宮澤喜一元総理の死に方は、とてもすてきだった」と、岩永院長は言う。宮澤元総理は、2007年（平成19年）6月

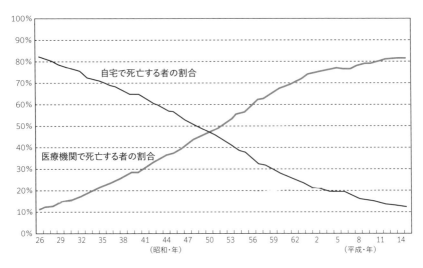

図1-10｜医療機関における死亡割合の年次推移
資料：「人口動態統計」（厚生労働省大臣官房統計情報部）

に自宅で老衰で死去されたと伝えられる（享年87歳）。「在宅での老衰死」というのは、ある意味では、理想に近い死に方だと言える。今や「畳の上で死ねる」というのは、「ぜいたくなこと」なのだろうか。

> ## 新人スタッフは、まず一律
> ## GIカットにする。
> ## 「個性の主張」などするのは、100年早い

　熊本中央病院に新規に採用された医師や看護職員等のスタッフに対して、岩永院長は、生半可な「個性」などはいっさい認めない。まずは、一律に「GIカット」（アメリカの兵隊の角刈り短髪ヘアースタイルのこと）にするのだ、と言って、徹底して標準的な仕事のスタ

イルを叩き込む。その過程では、「個性の主張」などは全く無視される。これは、「一人ひとりの個性を大切にして」といった当世流のソフトな教育方針とは全く異質のやり方だ。

しかしながら、そうした標準化や没個性化を徹底していく中で、やがて、消しても消しきれない各自の固有の部分が現れてくる。それこそが「真の個性」だ、と岩永院長は言う。そして、そこまで徹底しなければ、本当の意味での「個性」の発揮にはつながらないというのが岩永院長の考え方だ。

これは、芸術家の場合の「模倣と創造」という考え方にもつながる発想であると思われる。芸術家が、真の個性の発見、真の創造に至るのは、優れた先例や古典の徹底した模倣を通じることによってしかない。結局のところ、「すべての創造は模倣から出発する」のである[注7]。

「四捨五入」と「見切り発車」の 岩永と呼ばれている

組織のリーダーが備えるべき資質の一面を突いた言葉である。およそリーダーが決断を求められるとき、8対2とか7対3といった確率で、そのことの結果が見えているというようなことは、まず、ない。逆にそのように結果が明らかに見えているときには、別にリーダーでなくとも、誰でも決定を下すことができるだろう。それは「決定」であって、「決断」ではない。「四捨五入」というのは、まさに、「四を捨て」、「五を取る」という、ぎりぎりの「決断」なのである。

また、「見切り発車」というのも、含蓄深い言葉である。シュムペー

注7 池田満寿夫（1969）『模倣と創造』p.40

ター（1977）によれば、「周到な準備工作によっても、新しく計画された企業の及ぼす作用と反作用とをあますところなく完全に把握することはできないし、またもし無限の時間と手段をもてば、環境と刺激に応じて理論的にはある程度の把握をすることができようが、これを実際におこなうということは、とうていみたされない要求である。一定の戦略的位置にある場合、ある軍事行動をとるために必要な条件が欠けていても、そのまま行動を開始しなければならないのと同じように、経済生活においても起こるべき事態が詳細に知られていなくても、行動を始めなければならない。ここでは成果はすべて『洞察』にかかっている」（傍線は引用者）とのことだが、「見切り発車」というのは、まさにこのことの簡にして要を得た表現となっている。「見切り発車の岩永」というのは、不完全な情報しか与えられていない現実の制約の下での、リーダーとしての「洞察」と「決断」を示している。

熊本中央病院の「顧客」としては、患者だけではなく、「かかりつけ医」も重要だ

　企業や組織の「顧客」が誰なのかを考えるのは、マーケティングの基本である。医療機関の「顧客」としては、通常、直接の医療サービスの受け手である患者を考える。そして、患者の中でも、特にどの層の、どういったニーズに応えるかといった「マーケット・セグメンテーション（市場の細分化）」を考えるのが普通のやり方だ。
　しかし、岩永院長は、その前に、「熊本中央病院の『顧客』は、患者だけではない」と考える。紹介外来を中心とする熊本中央病院にとって、重要な「顧客」は、むしろ患者を紹介してくれる、かかり

つけの医師のいる診療所や中小病院である。熊本中央病院を「自動車メーカー」にたとえれば、これらの医療機関は、言わば、乗用車の販売における「ディーラー」のような存在であるという。そして、メーカーにとって、ディーラーは、直接の消費者と並ぶ重要な「顧客」である。事実、第4章でも示したように、熊本中央病院は、これらの医療機関に対して、現地への出張を含む数多くのカンファレンスや勉強会等の開催を通じて、「ディーラー」への密度の濃い「顧客サービス」を提供しているのである。

こうした「ディーラー」を経由することによって、熊本中央病院の患者は、一定のスクリーニングを経た、中央病院の医療サービスにふさわしい「質の高い」患者層となっているという。こうして、病院の「顧客」として、患者だけではなく「かかりつけ医」を考えるという、岩永院長の発想は、きわめて戦略的なマーケティングとなっている。

第 8 章

終わりに

　ハンナ・アレントによれば、近年の社会科学における計量的、統計学的手法の優勢は、本来、個人の異常な決断や行動に基づく政治や歴史を記述するためには、きわめて不適切なことであるという。

　「統計学の法則が有効なのは、対象が多数あるいは長期の場合に限られており、活動の結果や出来事は、統計学的に見ると、ただ逸脱あるいは偏差としてしか現われない。統計学が存在するのは、偉業や出来事が日常生活や歴史の中ではまれにしか起こらないからである」（ハンナ・アレント『人間の条件』　傍線は引用者。以下、同様）

　「したがって、歴史的時代の意味も、それが示されるのは、その時代を明るみに出すわずかな出来事においてのみである。だから、対象が多数であり、しかも長期にわたるものを対象とする法則を、政治や歴史に適用することは、政治や歴史の主題そのものを意図的に抹殺すること以外、何事も意味しない。日常的な行動や自動的な傾向以外は、すべて価値のないものとして取り除かれているのに、政治に意味を求め、歴史に重要性を発見しようとしても、うまくゆくはずはない」

これは、社会科学の方法論に対する根源的な批判となっている。特に、リーダーシップのあり方を論じなければならない経営学や経営論のような領域においては、「偉業や出来事はまれにしか起こらない」のであって、「その時代を明るみに出すわずかな出来事」を注意深く探り出す必要がある。優れたリーダーは、統計家が計量分析できるような対象でも存在でもない（そもそも、計量化できるということは、論理的には、そのリーダーが「凡庸」であるということと同義である）。そういった意味では、リーダーについて社会科学の方法で論じようとすることには、基本的なジレンマが存在すると言える。

　シュムペーターは、この問題に別の方向から光を当てている。

　「あらゆる人間が歌を歌うことができるとしても、この能力（新結合を遂行する企業者としての能力）が少数者のみに特異な特性ないしは属性であることを妨げるものではない」（シュムペーター『経済発展の理論（上）』　傍線は引用者。以下、同様）

　「日常の仕事と配慮の中から、すでにその中に含まれているもののほかに、新結合の立案と完成のために必要な余地と時間を搾り出すためには、また新結合を単なる夢や遊戯ではなく、実際に可能なものとみなしうるようにするためには、意志の新しい違った使い方が必要となってくる。このような精神的自由は、日常的必要を超える大きな力の余剰を前提としており、それは独特なものであり、その性質上稀なものである」

　「新しい可能性はいつでも存在し、人々によってその日常の職業労働の過程において豊富に蓄積されており、またしばしば広く知られており、文筆家が存在する場合には宣伝もされているのである。しばしば、まさに生活にとって重要な可能性を洞察することは、けっしてむつかしいことではない。……ただこれらの可能性は死んだものである。指導者機能とはこれらのものを生きたもの、実在的なものにし、これを遂行することである」

まことに、優れたリーダーは、通常とは「意志の新しい違った使い方」をするものであり、「日常的必要を超える大きな力の余剰を前提として」いるものでもある。そして、「死んだ可能性」を現実化することこそがリーダーの役割（指導者機能）に他ならない。シュムペーターは、さらに続けてリーダーの本質について、次のように言う。

　「指導とは仕事そのものではなくて、これを通じて他人に影響を及ぼすことを意味する。指導者行為とは、騎兵隊の指揮者が真っ先に敵陣に乗り込んで、敵を方式通りに屠り殺すことではなくて、むしろそのさいに部下を引き連れていくことである」

　本書においては、こうした基本的な認識を踏まえて、意識的に個別的な「物語」を語るように心がけた。ところどころで、（個別事例の記述の理解を助けるために）日本の医療に関する一般論がはさまれているにしても、基本的には、ある時代のある場所での優れたリーダーの肖像を客観的に描写することに努めたつもりである。筆者個人としては、これは、これまでに筆者自身がものしてきた著作や論文とは異なる、全く新しいアプローチであり、「語り口」でもあった。それが、どこまで成功（あるいは失敗）しているかについては、読者の判断にゆだねるしかない。

　ただ、「医療崩壊」が喧伝され、一般に医療機関経営が厳しくなってきていると言われるわが国において、こういう院長と病院が現にあるということを広く知ってもらいたいということが、そもそもの本書の執筆動機であった。岩永院長及び熊本中央病院については、一部の関係者の間では評価が高く、その名が知られてもいたが、必ずしも全国的に有名な存在というわけではなかった。たまたま縁あって、両者と10年以上にわたって親しくお付き合いしてきた筆者にとって、これは実に「惜しい」ことであるとともに、きわめて「不

当なこと」であるように思われた。

　特に、これから（急性期の）医療を真剣に担おうとしている病院の経営者やスタッフ、さらには地域の開業医やかかりつけの医療機関の方々には、本書をぜひ読んでいただきたい。つたない著作ではあるが、本書に込められたメッセージは、必ずやこれらの（困難な道を歩もうとしている）人々にとって、「励ましの書」となることだろう。また、患者や医療の受け手である一般国民の方々にとっても、もう一度わが国の医療をきちんと考え直す上での１つの契機になることを願っている。

　本書は、岩永院長をはじめとする熊本中央病院の現・元スタッフ等、数多くの方々のご支援、ご協力の上に出来上がったものである。あまりにその数が多いため、いちいちお名前を列挙することは差し控えさせて頂くが、この場をお借りして篤く御礼申し上げたい。もとより、本書の文責はひとえに筆者個人に帰するものであることは言うまでもないが、本書の編集に尽力頂いた尾上悦朗氏に対して最後に感謝申し上げたい。

8年目のあとがき

　本書が刊行されてから、早いもので、すでに8年余りの月日が過ぎようとしている。この間、幸い本書は多くの読者の方々から好評を得ることができ、これまで5,000部が世に送り出されている。この手の書籍としては、望外の好成績と言うべきであろう。これはひとえに岩永勝義先生の「語録」という本書の基本的な性格によるものであることは言うまでもない。

　その岩永先生がもはやいらっしゃらないということは、奇妙に非現実のことであるように筆者には思えてしまう。時々、岩永先生の夢を見ることがあるのだが、その時の先生は、いつもの「尾形さん、あのね…」と、少しはにかんだ内気な少年のような調子で私に話しかけてくる。しかし、それに続く語り口は、歯に衣着せぬ、これもいつもの厳しい「岩永節」である。私は、多少のけぞりつつ、しかし、何とか岩永先生の正論に必死で考えをめぐらせ、答を探す。あるいは、電話をとると、「岩永です」と、これは少しゆったりした口調の独特の熊本弁（？）のイントネーションが受話器から聞こえてくる。ちなみに、私の九州大学勤務時代の秘書さんは、岩永先生から

の電話はベルの音だけでそれとわかったという。これらすべては昨日のことのように鮮明な記憶である。

　しかし、岩永先生が亡くなられたのは、2016年（平成28年）2月末のことであったから、本稿執筆時点でもすでに1年半の歳月が過ぎている。先生が急逝されたとの報に接し、日曜の午後に急遽東京から熊本へ直行した。たまたまこの日は私の誕生日に当たっており、改めて先生との間に何かただならぬご縁を感じたことを覚えている。生前の故人の遺徳を示すように、多くの人々が集まったお通夜の後、岩永先生によく連れて行ってもらった熊本のホテルのレストランで、本書編集者の尾上悦朗氏と、岩永先生が好んで嗜まれたシャンペンを酌み交わしつつ、先生を偲んだことが思い出される。その時、窓から遠望した熊本城がライトアップされた夜景は、岩永先生と何度も眺めた懐かしい姿そのままであった。しかし、思い返せば、あれは、熊本地震のひと月半前の夜のことだったのだ。

　今回、この「あとがき」を書き加えるに当たって、本書をもう1度改めて読み返してみた。私は、（おそらく多くの著述家がそうであるように）自分の著作を後から読み返すということは通常しない。しかし、さすがに本書を読み返すことなく、「あとがき」を書き加えるのもいかがなものかと思ったので、今回は、実に8年以上ぶりに読み返してみた次第である。改めて本書を通読してみての感想は、これは私の著述ではなく、「岩永語録」なのだということであった。岩永先生の口調は、私のつたない文章の中でも、何とか本質を損なうことなく再現されているように思われる。これは、何と言っても、岩永先生が常に信念をもって「正論」を語られたということが大きい。本書130頁にもあるように、岩永先生は、常に「情を込めて」、「情熱的に話して」おられた。その熱気は依然として本書の中に留まっているように感じられる。しかし、同時に、多少我田引水的に蛇足を付け加えるとすると、本書の中の表現（p.99他）を借りれば、私

もまた「岩永病」に感染していた、それも「重度の岩永病患者」であったということも何がしかの寄与をしているかもしれない（あたかもイエスの言行を弟子たちが新約聖書の福音書の形で後世に伝えたように？）。

　本書については、さすがに刊行以来8年以上も経っているので、初めは、この際、内容を見直すことも考えた。しかし、今回読み返してみて、その必要が全くないことを確信した。「岩永語録」は今日もなお輝きを失ってはいない、いや、むしろ、地域医療構想が策定され、各地で「地域完結型医療」が求められる中では、ますますその存在意義を高めていると言える。本書第8章の最後にも書いたように、今後、地域医療において「困難な道を歩もうとしている人々」にとって、本書は「励ましの書」ないしは「導きの糸」となることを疑わない。あえて8年前の刊行時の姿を、再度そのままの形で世に問うゆえんである。本書が今後さらに広く多くの人々の手にとって読まれることを願ってやまない。

2018年（平成29年）8月終わりに　東京・本郷にて

尾形裕也

挑戦

「岩永後」の熊本中央病院

＊第2部の内容は、2023年時点の取材等に基づくものです。

第 1 章

「岩永後」を継ぐ
経営陣

　旧版（第1部）の刊行以来14年を経た2023年（令和5年）3月、濱田泰之院長[注1]、笹本好里子看護部長、小林秀幸事務部長[注2]の3人にご登場いただき、岩永院長時代（1999～2009年）の熊本中央病院の位置付け、「岩永後」（2009年～）の熊本中央病院のあり方、さらには現在の課題と今後の展望等について貴重なお話を伺った。

　ここでは、そのインタビューの概要を紹介する。なお、取材の臨場感を少しでも表現できるように、本章は3人それぞれの「語り」としてまとめている（それぞれの肩書は2023年3月当時のものである）。

注1　濱田院長には、第1部でも当時の副院長としてご登場いただいている（p.99）が、岩永院長の後を継いで、2009年から第7代院長を務められた。2023年3月末で院長を退任され、その後は熊本中央病院顧問に就任された（2023年4月現在の院長は那須二郎氏）。

注2　小林秀幸氏は2023年4月1日付で国家公務員共済組合連合会名城病院（名古屋市）事務部長に転任となった。

1

「岩永後」の院長として
濱田泰之院長が語る病院経営

❏岩永院長時代をどう位置付けるか

　岩永先生が院長の時代は、1996 年（平成 8 年）に新しい病院が建設されてからすぐ後の時代で、岩永先生が言う「病診連携」や「急性期の紹介型病院」の方針で「紹介率を増やして外来をできるだけ少なく」ということをやってきた 10 年間でした。

　そうした中で、「スクラップ＆ビルド」で他病院と競合する産婦人科や耳鼻科等を廃止する一方、循環器内科、呼吸器内科、整形外科、私が担当している泌尿器科等を中心に、地域の住民の方々からの信頼を得ながらやってきた、ということです。

　2004 年度（平成 16 年度）に連合会本部からの補助金が廃止されましたが、そのときには岩永先生が「補助金を当てにするような病院は必要ない」と言って、「自分たちで頑張ろう」ということで、コストパフォーマンスをきちんと考えた運営をされて、移転新築に伴う大きな負債も毎年着実に返済していきました。移転直後 137 億円あった借入金も、築後 15 年目の 2012 年度（平成 24 年度）には完済することができました。

　多少問題があったとすれば、オーダリングや電子カルテなどの IT 化については、やや遅れを取ったということでしょうか。もともと岩永先生はオーダリングがあまりお好きではなかった面があります。電子カルテの導入も、当時は移転新築でかなり借金を抱えていましたから、コストパフォーマンスの面からあまり積極的にはなれなかったのだと思います。結局、電子カルテを導入したのは 2012 年（平成 24 年）であり、ちょっと時間がかかったという感じはありますね。

❏ 後継者の問題

　私が岩永先生の後任の院長になるなんて全然思っていなくて、泌尿器科の診療だけをやっていました。今でも外来も手術もやっているので、プレイング・マネジャーですが。3人の副院長の1人になったときには、岩永先生から「医師会のことを教えてくれ」という話があって、言わば先兵となって医師会とのつながりを担当していました。岩永先生自身は「後継者なんて自分は考えない」、「禅譲する気もないし、次の院長は自分を乗り越えていく人じゃなきゃダメなんだ」ということを常々言っておられました。

❏「岩永後」の変化

　岩永先生が言われていた病院の基本的なポジショニングや「ミッション、ビジョン、ストラテジー」については、その後もほとんど変わっていないと思います。ただ、変わったことを挙げるとすれば、1つは2016年（平成28年）に熊本地震がありました。地震の結果、熊本市民病院が被災して現在地（旧国家公務員住宅跡地）に移転新築されました。当院も、地震の経験を踏まえて病院全体として、災害等が起こったときのためのBCP（Business Continuity Plan：事業継続計画）を準備しておく必要があると考えて、事務部長を中心に策定を行いました。

　それから、岩永先生が嫌っていた病院機能評価も、私が院長になってから受審しました。やはり「外から見る目」と「中から見る目」の双方向で見ながら評価をし、どういう仕事をやっているか振り返ることができるんじゃないかと思って、受審に踏み切りました。

　もう1つは人の問題ですね。医師は医師にしかできない仕事、看護師は看護師にしかできない仕事をやってもらおうということで、医療秘書や看護補助者を導入し、医師や看護師の負担を軽減することを進めてきました。その結果、人は結構増えていますが、「人件

費比率については 50％以下に」といつも岩永先生が言われていたので、それはできるだけ守るようにしています。岩永先生も「あまり稼いでもいかん」という話でしたから。私が院長になって、だいたい年間収益は 100 億円くらいで、5 億円くらい黒字が出ればいいなと思っていましたし、減価償却も入れて、それで何とかなると思っています。

それから徹底した「情報公開」を目指しました。瓦版のような院内新聞も出しましたし、院内 LAN でメールを全職員に送っています。情報をできるだけ公開することは、岩永院長時代にはちょっと少なかった部分ですが、そんなこともやっています。

今後の課題としては、病院も移転新築して 26 年になりましたので、あと 10 年、20 年くらいのうちには建て直さなければならないと考えています。今後は、私の後任の病院長たちに任せていきたいと思っています。

❑ コロナ禍への対応

今回のコロナ禍[注3]に関しては、当院は呼吸器内科部長が中心となって早めに感染対策をとっており、今は 1 病棟をコロナ専用病棟にしています。当院は中等度と軽症を扱っていて、当院と熊本市民病院と熊本市医師会熊本地域医療センターの 3 病院で協力して 3 日に 1 度の 24 時間救急体制をとっています。

一方、規模の大きい熊本赤十字病院、済生会熊本病院、国立病院機構熊本医療センター等は重症だけをとるような病床にしています。熊本では、かなり医師会も動きまして、市から要望があってすぐに医師会独自の検査センターをつくり、PCR の検査を実施して

注3　編注：新型コロナウイルス感染症（COVID-19）による災難や危機的状況。本書第 2 部では、新型コロナウイルス感染症を「コロナ」と記載。

います。私も熊本市医師会の副会長の立場で会議等に出席していますが、行政と医師会が非常に緊密に連携をとっておりますので、あまり大きな問題は起こらなかったですね。

❏岩永院長からのメッセージ

私が院長に就任するときに、岩永先生から伝えられた言葉があります。まずは「黒字運営をしてくれ」「赤字を出したら連合会本部からいろいろ言われる」でした。

2番目に言われたのが「衆愚に媚びるな」ということです。これは、岩永先生がよくおっしゃっていた言葉ですけれども、あまり周囲の人の言うことばかり聞いても、結局、だめだということですね。

3つ目は「生首を切るな」です。要するに、職員の首、リストラのことですね。経営者として、できるだけするなと言われました。

4つ目に言われたのは、「来る者は拒まず、去る者は追わず」ということでした。去っていく者を追っても仕方がないということで、「熊本中央病院に愛着を持った人間をきちんと処遇していけ」という意味でした。

それから、もう1つ。「院長の仕事に専念せぇ！」と言われました（笑）。そのころ、私は熊本市医師会の理事だったので、「医師会の理事は辞めろ」と言われたんですが、それにはちょっと逆らいました。私は私として、医師会の先生方を大事にしていきたいと思っていましたので、それだけはちょっと逆らって、今までやってきました。私はどちらかと言うとプレイング・マネジャーで仕事をしていましたので、私の負担などを考えての言葉だったのでしょうね。しかし、それはやっておいてよかったなと思っています。

いずれにしても、これらの言葉を噛みしめながら院長としてやってきたつもりです。

2

看護師に受け継がれる言葉
笹本好里子看護部長が語る「岩永語録」

❏岩永院長時代をどう位置付けるか

　岩永先生が院長に就任された 1999 年（平成 11 年）は、私はまだ一スタッフで、岩永先生の言葉を院内の集会など、さまざまな場面でお聞きするというような立場でした。2006 年（平成 18 年）に私は主任になりましたが、ちょうど 7 対 1 看護の導入など医療制度改革が始まった時期でした。医療制度改革に先駆けて、当院は地域連携などを進めていましたので、わりとスムーズに改革に乗って行けたのかなと思っています。

　岩永先生の院長時代は、病診連携を推進したり、病院が移転したり、病院が一気に変化しました。岩永先生は、私にとってカリスマ的な存在です。今の熊本中央病院があるのは、岩永先生の考えや言葉を大切にし、拠り所にしているからだと思っています。

❏看護師から見た岩永院長

　岩永先生は、いつも物事の本質を鋭く捉えられ、何も飾らないストレートな言葉をおっしゃる印象でした。病院の 70 年史[注4]にも岩永先生の言葉を引用して寄稿しました。その中でも書かせていただいたのですが、特に医療安全管理委員会では、本来の医療のあるべき姿を率直な言葉で表現されていました。私たちの心に刺さっています。

　言葉の意図することがすぐにはわからなくても、10 年、20 年経

注4　国家公務員共済組合連合会熊本中央病院（2021）『国家公務員共済組合連合会熊本中央病院 70 年史』

つと「岩永先生がおっしゃっていたのは、こういうことだったんだな」と感じるときがよくあります。

　岩永先生は「プロはプロの成果を出せ」とよくおっしゃっていました。私たち看護師は看護をするために働いているのですが、最近は作業的になっていると感じます。効率を重視した業務の標準化が進み、看護をちょっと忘れてしまっているなと感じていたときに、コロナのパンデミックが起こりました。クリティカルパスに記載のないケアが求められ、考えて行動しなければいけない場面に直面しました。「私たちは何のために仕事をしているのか」と立ち止まって、「プロはプロの成果を出す」という言葉が拠り所となって、自分たちの看護を取り戻すことができたように思います。

❏「岩永後」の変化

　2009年（平成21年）から濱田院長に代わりましたが、熊本中央病院の向かっている方向は全く変わっていないと私は感じています。

　ですが、世の中は高齢化がさらに進み、変化しています。熊本地震やコロナも経験しました。めまぐるしい変化に組織が対応していくためには、今の熊本中央病院のままでは難しい面があるのではないかと思っています。ガバナンスやチーム医療などを含めて医療DX（デジタルトランスフォーメーション）を活用したさまざまな改革が必要で、今は準備の時期だと捉えています。

　当院は濱田院長が強いリーダーシップで組織を引っ張ってくださり、地域のポジショニングを確立できていると思います。経営面は、小林事務部長の舵取りにより安定しています。しかし、当院の職員は安定した土台の上に乗っており、あまり困っていない印象があります。その結果、変革を必要としない人々が組織の中にいると私は認識しています。今後の変革に耐え得る人材育成をはじめとした準備が課題だと思っています。

私が看護部長になったのは2021年（令和3年）ですが、その時点で3割以上のスタッフが部署異動の経験がありませんでした。10年以上同じところに留まっていた例もありました。専門スキルを持つという意味ではメリットはあるとは思いますが、組織改革を行う上ではもっと多様な経験をしてもらう必要があります。そこで5年先を見据え、積極的なスタッフの異動を行い、院外活動にも参加を促すといった取り組みを打ち出しました。

❏「岩永語録」の伝承

　2023年（令和5年）の看護部のテーマは、「つなぐ、つながる」とし、さまざまな取り組みを行っています。その1つに、集中治療室と外来をつなぐという意味で、集中治療室の主任に外来を見学してもらいました。主任が書いたレポートには、岩永先生の言葉がありました。「うちの外来は入院につながる外来患者に絞るんだ」という話を入職時に聞いたことを、患者があふれている狭い外来を見て思い出したそうです。ここでも、岩永先生の言葉が生きていると思いました。

　スタッフの間に、岩永先生の言葉はしっかりと伝わっていると感じています。私自身、これからもスタッフとの会話の中で岩永先生の言葉をお借りしながら、人材を育成していきたいと思います。

3

時代とともに変化する経営
小林秀幸事務部長が語る「改革」

❏ 岩永院長時代をどう位置付けるか

　岩永院長の時代は、国家公務員共済組合連合会という公務員のための職域病院から、患者さんのほとんどが公務員以外の一般の方々へと変化し、地域における拠点病院へと転身した時期だったと思っています。

　地域における機能分化と連携を推進するために、2000年（平成12年）には当時の急性期特定病院加算（岩永先生によれば「特急病院」）の施設基準をとることもできました。また、いわゆるレセ電のシステムからオーダリングシステム、IT化がようやく普及し始めたのが岩永院長のころでした。さらにDPCが始まって、ようやく各病院のデータが国に集まるようになったのがこのころの大きな進化だったと思っています。

　一方、国家公務員共済組合連合会病院としては、小泉行政改革による補助金廃止（2004年度）が非常に大きな変化でした。経営にとって大きかった補助金がバッサリとなくなって、大変ショックを受けた時期ですが、だからこそ、岩永院長が発せられた言葉、「自分たちの病院の運営費は、自分たちで稼ぐという当たり前の認識をもって、一緒に頑張って行こう」は、すごく心に響く言葉でした。

❏ 「岩永後」の変化

　まず、岩永院長時代から変化しないものとしては、岩永先生が常々言っていた「それぞれの地域において自院が存在する意義があるかどうか」を考えることですね。これついては、これからの未来も、ずっと考えていかないといけないと思っています。

熊本中央病院は病院理念として「質の高い誠実な医療による地域への貢献」を掲げています。これは、私たちの時代につくった理念ですが、その時々の病院を運営する人が考えて、勇気を持って変えるところは変えるべきだろうと思います。それから、「かかりつけ医の支援」や「入院を中心とした急性期医療の提供」は、いわゆるストラテジーの部分になると思いますが、これらも基本的に変わっていないと思います。

　逆に変化したものは、岩永先生は、病院機能評価の受審については消極的で、そもそも「サーベイヤーにうちの病院が評価できるのか」と言っていました。私も当時は同感だったのですが、時代が変わりまして、診療報酬の一部の施設基準の要件に病院機能評価の項目が求められるようになりました。そこで、勇気を持って方針の転換を行い、2023年（令和5年）になって2回目の更新を終えたところです。客観的な視点で事業をチェックすることは、やはり必要だと思っています。

　また、岩永先生は「医師は当然、高い志を持って患者のために時間を使うべきだ」「大変なのは当たり前だ」と言っていましたが、そうは言っても医師の働き方改革が求められるなど、時代が変わってきています。そのため、医療秘書による医師の負担軽減や看護補助者の増員による看護師の負担軽減を図るため、一番高い施設基準を取得している点は、岩永先生の時代から変化したものになると思います。

　また、岩永先生の時代はどちらかと言うと、管理者が決断して、それをどんどんみんなに浸透させるトップダウンの進め方でしたが、チーム医療において、「職員間の目線をいかに合わせるか」というのを私は事務部長として徹底して取り組んできました。院内新聞を発行したり、「My Web」という院内LANに規程や議事録などを掲載したり、コロナ禍では時間外、休日も含めて、何かが起こる

と一斉メールで伝達し、知っている人と知らない人の差をなくす対策などです。これらの取り組みを事務部が中心になって行い、職員の目線をそろえることを心がけてきました。

❏働き方改革を中心とした今後の課題

今後に向けては、やはり働き方改革を意識していくことが重要です。一部の頑張り屋さんを疲弊させない風土づくりを管理者は考えていかなければいけないと思います。

私はともに働くスタッフも「顧客」だと思っています。採用試験に応募していただく学生の方々も、ある意味で顧客ですから、「その人たちに選ばれる病院はどうあるべきか」ということをこれから考えていかなければならないし、そのためには働き方改革が求められます。

それから、コストとの兼ね合いはありますが、さらなるIT化が必要だと思っています。たとえば、電子カルテのツールにおいて、投資額とそこから得られる便益、省力化を評価しながら、さらなるIT化を進めることは必須でしょう。

また、人口減少時代に向かって「外国人の就労機会」を考えていかなければなりません。現在はパートナー企業の中で、7人ほどインドネシアの方々にベッドメイクや清掃などに従事してもらっています。意外と日本語が上手で、すぐ順応されることに日本人と違う適応力を感じています。これからは外国人の方々を上手にシフトの中に組み込んでいくことが必要だと思っています。

❏基本的なミッション

ミッションとして変化しないものは「社会貢献の意識」だと思います。我々は、医療法上の公的医療機関には該当しませんが、公的な要素を持った病院ですので、今回のコロナ禍でもかなり行政から

求められるところがありました。こうした社会貢献についての意識は、医療従事者として変わらず持ち続ける必要があります。

　しかし、そうは言っても事業ですから「自院を客観視する姿勢」は、しっかりと持たなくてはいけません。その点では、第三者による病院機能評価等のチェックを受けることは、大切なことだと思っています。

　一方、変化すべきものとしては、病院運営全般を適切にマネジメントできる事務系の幹部を育成する必要があります。2006年（平成18年）に経済産業省の事業で医療経営人材育成の標準テキストを尾形先生たちが作成されました^(注5)。その際、我々も一部協力させていただいたのですが、そのときの経験が私の今の基礎になっています。単に診療報酬のことだけではなく、労務管理、人事管理、資金管理、訴訟、紛争対応、ダメージコントロールなど、さまざまな事象に適切に対応できる人材を育成していかなければなりませんね。

❏ 岩永院長からのメッセージ

　私は、今いるスタッフの中で一番岩永先生と関わった時間が長かったと思います。私の頭の中には、岩永先生の「医者を含め、医療技術者の育成には膨大な国費が投入されている」という言葉が強く残っています。岩永先生は「医師には1億円」と言っていましたが、「国民の血税で医療者として働かせてもらっていることを忘れてはならない」と常々伝えられていました。医療従事者は自分の生活が安定していればいいというだけではなく、やはりこういう考え方を持つべきでしょう。

　「ノブレス・オブリージュ」という言葉も岩永先生はよく使ってい

注5　黒川清，尾形裕也監修（2006）『医療経営の基本と実務』上下巻 日経メディカル開発

ました。「病院が得る診療報酬も多くの血税が使われているから、国民に対して医療者は良質な医療サービスを提供する義務を負う」ということ、まさにその通りだと思っています。

　もう1つ、岩永先生本人はたくさんタバコを吸われる方でしたが、「医療者が健康でなければ病者を救うことはできないし、よい医療を提供できない。学問だけでなく、心も身体も健全であることが必要だ」ということを、咳込みながらおっしゃっていました（笑）。

　確かに、医療者は健康であってこそ、患者さんにしっかりと対応できるのだろうと思います。私も医療機関で働くスタッフの一人として、健康管理に努めたいと考えています。

第 **2** 章

病院経営の現況

　本章では、2023 年（令和 5 年）6 月時点で、熊本中央病院からご提供いただいた病院経営等に関するデータについて解説する。

1

熊本中央病院の経営基本データ
直近 10 年間

　表 2-1 には、直近 10 年間の熊本中央病院の経営に関する基本データを示している。収益など機密性の高い情報の掲載は控えたが、総収入は 100 億円を超え、当期損益は毎年 6 億円程度の黒字で推移していることを確認した。濱田前院長のインタビュー（p.145）にある通り、「年間収益は 100 億円くらいで、5 億円くらい黒字が出れば」という目標を毎年度軽くクリアしており、熊本地震やコロナ禍の中でも、急性期の準公的病院としてきわめて良好な経営状況を維持していると言える。

　診療単価は入院、外来とも毎年度着実に上昇するとともに、平均

表2-1 | 熊本中央病院の経営基本データ(直近10年間)

年度	2013 (H25)	2014 (H26)	2015 (H27)	2016 (H28) 熊本地震 発生	2017 (H29)
1日平均患者数(人) 入院 外来	299 477	290 477	293 490	302 513	290 513
紹介率(%) 地域医療支援病院計算式	63.1	65.3	66.0	66.9	70.2
紹介元医療機関数	1,024	1,024	1,000	1,010	977
診療単価(円) 入院 外来	65,126 19,281	67,438 20,122	66,295 20,958	66,739 21,850	70,144 24,320
平均在院日数	13.0	12.1	12.2	11.7	11.5
救急車搬入件数 (年間)	1,091	1,145	1,190	1,973	1,782

年度	2018 (H30)	2019 (R1)	2020 (R2) コロナ禍 での運営	2021 (R3) コロナ禍 での運営	2022 (R4) コロナ禍 での運営
1日平均患者数(人) 入院 外来	280 528	278 549	231 496	233 506	241 515
紹介率(%) 地域医療支援病院計算式	71.5	73.4	72.2	73.1	73.5
紹介元医療機関数	968	1,004	933	887	918
診療単価(円) 入院 外来	73,942 24,690	76,716 26,092	78,914 28,475	79,024 27,870	77,466 24,703
平均在院日数	10.9	11.0	10.8	10.8	10.9
救急車搬入件数 (年間)	1,766	1,693	1,278	1,390	2,124

* 1998年度以降、25年連続で黒字経営を継続中

在院日数も短縮傾向にあり、こうした黒字経営を支えている。一方、入院患者数は、コロナ禍の期間を除いても、300 人以下となっており、病床利用率については改善の余地があるように思われる。

2
熊本市におけるポジショニング

❏ 熊本県の地域医療構想

熊本県の地域医療構想における構想区域は、二次医療圏を原則として設定されているが、熊本、上益城の 2 圏域については統合され、全部で 10 の構想区域となっている（表 2-2）。

熊本中央病院が立地しているのは、熊本・上益城構想区域である。厚生労働省による算定式に基づく必要病床数推計で見ると、この構想区域については、「高度急性期」、「急性期」、「慢性期」機能についてかなりの病床過剰、「回復期」機能については病床不足となっており、急性期医療を中心とした医療提供体制が充実しているという圏域の特色がよく表れている。

❏ 熊本・上益城構想区域の状況

熊本・上益城構想区域における医療計画の 5 疾病に係る拠点病院及び地域医療支援病院の状況を見ると、いずれの疾病においても複数の急性期病院が該当しており、熊本中央病院もその一翼を担っていることがわかる（表 2-3）。

この地域の特徴として、特に 7 つの急性期病院が競合しており（セブン・シスターズ、p.66 参照）、大学病院を除けば、361 床（熊本中央病院）から 500 床台前半という病床規模に大きな差がない中に 6 つの病院が犇めいていると言える^(注1)。そうした中で、最も小規模な熊本中央病院は、これまで非救急型の急性期医療という独自のポジ

表2-2｜熊本県：構想区域別の2015年病床機能報告病床数と2025年の病床数の推計値

構想区域	機能	2015年病床機能報告病床数	2025年の病床数の推計値			
			厚生労働省令の算定式に基づく病床数の必要量	県独自病床数推計		
				推計Ⅰ	推計Ⅱ	推計Ⅲ
熊本県計	高度急性期	2,578	1,875	1,609		2,695
	急性期	11,512	6,007	6,789	28,358	10,470
	回復期	4,623	7,050	8,990		5,953
	慢性期	12,002	6,092	7,024		10,719
	総計	30,715	21,024	24,412	28,358	29,837
熊本・上益城	高度急性期	2,478	1,376	1,177		2,478
	急性期	5,153	3,565	3,978	14,324	4,901
	回復期	2,505	4,232	5,316		3,249
	慢性期	4,724	2,646	2,892		3,944
	計	14,860	11,819	13,363	14,324	14,572
宇城	高度急性期	0	25	21		0
	急性期	560	214	228	1,311	456
	回復期	184	356	343		263
	慢性期	744	402	450		749
	計	1,488	997	1,042	1,311	1,468
有明	高度急性期	18	83	71		33
	急性期	818	359	427	1,844	686
	回復期	466	399	472		479
	慢性期	787	455	481		817
	計	2,089	1,296	1,451	1,844	2,015
鹿本	高度急性期	6	33	29		6
	急性期	373	147	161	846	379
	回復期	151	207	355		154
	慢性期	298	99	165		251
	計	828	486	710	846	790
菊池	高度急性期	0	64	56		0
	急性期	987	453	542	2,189	947
	回復期	425	578	734		441
	慢性期	1,662	589	905		1,618
	計	3,074	1,684	2,237	2,189	3,006
阿蘇	高度急性期	0	20	18		0
	急性期	364	119	167	752	241
	回復期	94	110	187		185
	慢性期	412	198	205		377
	計	870	447	577	752	803
八代	高度急性期	60	113	97		60
	急性期	1,140	440	485	2,046	1,066
	回復期	289	419	479		379
	慢性期	628	382	471		476
	計	2,117	1,354	1,532	2,046	1,981
芦北	高度急性期	0	35	31		58
	急性期	495	160	183	1,276	351
	回復期	191	199	284		215
	慢性期	717	352	363		702
	計	1,403	746	861	1,276	1,326
球磨	高度急性期	8	67	58		52
	急性期	692	240	283	1,320	631
	回復期	147	234	264		203
	慢性期	586	292	342		437
	計	1,433	833	947	1,320	1,323
天草	高度急性期	8	59	51		8
	急性期	930	310	335	2,450	812
	回復期	171	316	556		385
	慢性期	1,444	677	750		1,348
	計	2,553	1,362	1,692	2,450	2,553

出典：熊本県「熊本県地域医療構想の概要について」

表2-3｜熊本・上益城構想区域の5疾病に係る拠点病院及び地域医療支援病院（2016年10月末現在）

No.	医療機関名	病床数（一般＋療養）	がん診療連携拠点病院		脳卒中急性期拠点病院（7）	急性心筋梗塞急性期拠点病院（9）	地域医療支援病院（5）
			国指定（5）	県指定（4）			
1	熊本大学医学部附属病院*1	795*2	●		●	●	
2	熊本市民病院	544*3	●		●	●	
3	熊本医療センター	500	●		●	●	●
4	熊本赤十字病院	490	●		●	●	●
5	熊本機能病院	410*4				●	
6	済生会熊本病院	400	●		●	●	●
7	熊本中央病院	361		●	●	●	●
8	熊本地域医療センター	227		●	●	●	●
9	くまもと森都総合病院	199		●			
10	杉村病院	177				●	
11	大腸肛門病センター高野病院	166		●			

出典：熊本県「熊本県地域医療構想　平成29年3月」より一部改変

本章執筆時点（2023年6月）では、以下の箇所が変更となっている（各病院のホームページにて確認）。
＊1　2019年に熊本大学病院に名称変更
＊2　2023年現在の病床数845床
＊3　2023年現在の病床数388床
＊4　2023年現在の病床数395床

ショニングをとり、成功してきたわけであるが、今後ともそうした基本路線を維持していくのかどうかは大きな課題であろう（表2-1に示しているように、近年、熊本中央病院への救急車搬入件数は増加傾向にある）。

注1　表2-3に示している病床数は2016年10月末時点のもので、2023年現在の病床数は表下部に追記している。

第 **3** 章

近年の医療制度改革の
動向と病院経営

　わが国の近年の医療政策をめぐっては、2006 年（平成 18 年）のい
わゆる小泉構造改革によって、後期高齢者医療制度、協会けんぽ制
度を含む医療保険制度の再編等の大きな制度改正が実施された。そ
の後、2 回の政権交代を経て、消費税の税率 10％への引き上げを基
とする地域医療構想の策定、推進が図られてきた^(注1)。また、最近
では、地域医療構想における病床機能報告に加え、外来機能報告の
制度化、紹介受診重点医療機関の認定等の改正が行われ、さらには
「かかりつけ医機能」が発揮される制度整備に向けた改正を含む法
改正案が成立している^(注2)。

　本章では、こうした近年の医療制度改革の動向と、それを踏まえ

注1　近年のわが国の医療制度改革の全体像については、尾形裕也（2021）『看護
　　　管理者のための医療経営学 第 3 版』日本看護協会出版会を参照。

注2　2023 年 2 月 10 日に第 211 回国会（令和 5 年常会）に「全世代対応型の持続
　　　可能な社会保障制度を構築するための健康保険法等の一部を改正する法律
　　　案」が提出され、可決成立の上、5 月 19 日に公布されている。なお、外来
　　　医療のあり方等をめぐっては、尾形裕也（2022）『この国の医療のかたち
　　　医療政策の動向と課題』日本看護協会出版会を参照。

た病院経営のあり方について検討し、本書第1部の内容を読者が理解するための一助としたい。以下の論考をお読みいただくことで、故岩永勝義氏が30年以上昔に構想した医療提供体制のあり方がようやく実現の方向に向かいつつあることが明らかになるであろう。本章が、岩永勝義氏がいかに時代を超えた、飛び抜けて先見の明のあった優れた病院経営者であったかを改めて偲ぶよすがとなれば、幸いである。

1

地域医療構想と病院経営

❏地域医療構想の現状

　地域医療構想の策定がすべての都道府県において完了したのは、2017年（平成29年）3月末であったので、本章を執筆している2023年（令和5年）6月現在、すでに6年以上の歳月が経っていることになる[注3]。この間、地域医療構想調整会議における議論が低調で不活発であるとの批判に応えるため、2019年（令和元年）9月には「再検証要請対象医療機関」の公表も行われた[注4]。

　図2-1には、2022年度（令和4年度）の病床機能報告の結果（全国ベースの積上げ値）を示した。これを見ると、地域医療構想が全く進んでいないわけではなく、全体として病床機能は2025年の必要病床数（図2-1の右端のデータ）に近づきつつあることがわかる。ただし、そのペースは緩やかであり、2025年に向け、一層の努力が求められるところである。

注3　本節の記述は、尾形裕也（2023）：地域医療構想と病院経営，「病院」2023年1月号，p.34-37に基づき、データの更新及び加筆修正を行ったものである。
注4　当初424病院が指定されたが、その後データが精査され、最終的には436病院の指定となっている。

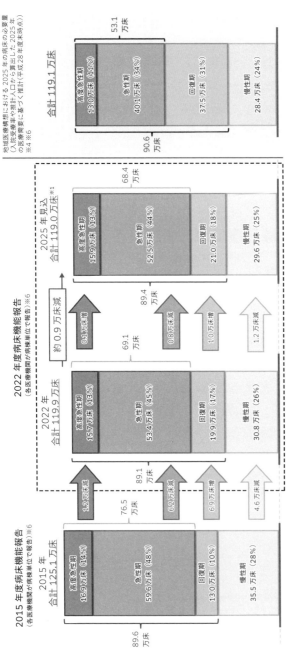

図2-1｜2022年度病床機能報告と2025年の必要病床数（全国ベース）の積み上げ値

出典：厚生労働省「第12回地域医療構想及び医師確保計画に関するワーキンググループ」（2023年5月25日）資料

出典：2022年度病床機能報告
※1：2022年度病床機能報告において、「2025年7月1日時点における病床の機能の予定」として報告された病床数
※2：対象医療機関数及び対象医療機関における報告率が異なることから、年度間比較を行う際は留意が必要。報告病床数（報告）2015年度病床報告：13,885/14,538（95.5%）、2022年度病床機能報告：12,188/12,602（96.7%）
※3：端数処理をしているため、病床数の合計値が合わない場合や、機能ごとの病床数の割合を合計しても100%にならない場合がある

地域医療構想における2025年の病床の必要量（入院受療率や推計人口から算出した2025年の医療需要に基づく推計（平成28年度末時点））※4・※6

人口問題研究所「日本の地域別将来推計人口（平成25年（2013年）3月中位推計）」等を用いて推計
※5：高度急性期のうちICU及びHCUの病床数（＊）19,065床（参考2021年度病床機能報告：19,645床）＊救命救急入院料1〜4、特定集中治療室管理料1〜4、ハイケアユニット入院医療管理料1・2のいずれかの届出を行っている病床の病床数、国立社会保障・人口問題研究所「日本の地域別将来推計人口（平成25年（2013年）3月中位推計）」等を用いて推計
※6：病床機能報告の集計結果と将来の病床の必要量は、各構想区域の病床数を機械的に足し合わせたものであり、また、それぞれ病床の必要な方法が異なることから、単純に比較するのではなく、詳細な分析や検討を行った上で地域医療構想調整会議で協議を行うことが重要。（一部精査中）

図2-1に関し、各病床機能の状況を見てみると、まず、高度急性期は、2022年（令和4年）で必要病床数に対して2.7万床程度過大な報告となっている。その要因としては、コロナ禍の経験を踏まえ、高度急性期機能について再評価の動きがあったことと、すべての病棟を高度急性期と報告している大学病院が相変わらず多いことが挙げられよう。

　また、急性期は13.3万床過大、逆に回復期は17.6万床過少な報告となっており、大きなアンバランスが存在するように見える。しかしながら、これは、当初案にあった「亜急性期」機能を病床機能区分から削除し、現在のような4つの機能のうちから病床機能を選択するとしたことによるものであり、言わば「見かけ上」のアンバランスであると言える。亜急性期ないしは奈良県が採用したいわゆる「奈良方式」における重症急性期・軽症急性期の区分を適用すれば、こうしたアンバランスは相当程度解消するものと考えられる[注5]。

　さらに、慢性期については、2022年（令和4年）の報告30.8万床は、2025年の必要病床数28.4万床を2.4万床上回っている。しかしながら、慢性期病床は、2018年度（平成30年度）から新設された介護医療院への転換が進み、着実に減少しつつある。介護保険法上、介護療養病床の廃止期限が2024年3月末とされていることから、今後、さらに介護医療院等への転換が進むことが期待される[注6]。

　以上は、全国ベースの積上げ値であるが、個別の構想区域ごとの進展状況として、再検証対象医療機関の対応状況を図2-2に示した。これを見ると、再検証対象医療機関436のうち、277（64%）の

注5　奈良県のデータによれば、2016年の同県の病床機能報告結果における重症急性期4,300床は、2025年の急性期の必要病床数4,374床にきわめて近い数字となっている。また、軽症急性期2,697床と回復期1,999床の合計4,696床も、回復期の必要病床数4,333床に近いものとなっている。
注6　介護医療院は創設以来順調に増加が続いており、2023年3月末現在、全国で764施設、45,220療養床が整備されている。

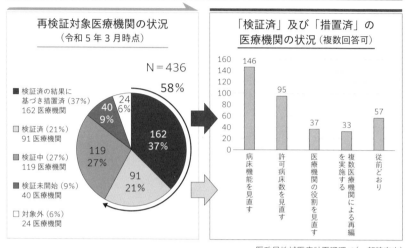

○再検証対象医療機関のうち、措置済を含む「検証済」の医療機関について、対応の状況を見ると、「病床機能の見直し」が最も多く、次に「病床数の見直し」が多くなっている。

再検証対象医療機関の状況
（令和5年3月時点）

N＝436

58%

■ 検証済の結果に基づき措置済（37%）162医療機関

162 37%

24 6%

40 9%

□ 検証済（21%）91医療機関

91 21%

■ 検証中（27%）119医療機関

119 27%

■ 検証未開始（9%）40医療機関

□ 対象外（6%）24医療機関

「検証済」及び「措置済」の医療機関の状況（複数回答可）

146 病床機能を見直す
95 許可病床数を見直す
37 医療機関の役割を見直す
33 複数医療機関による再編を実施する
57 従前どおり

医政局地域医療計画課調べ（一部精査中）

図2-2｜再検証対象医療機関の対応状況

出典：厚生労働省「第12回地域医療構想及び医師確保計画に関するワーキンググループ」（2023年5月25日）資料

医療機関については、すでに措置済、検証済および対象外となっていることがわかる。残りの159（36%）の医療機関についても早急に検討を進め、結論を出す必要がある。

また、検証済または措置済とされた医療機関の中でも、57のケースは「従前どおり」とされており、その内容については吟味する必要があるものと思われる。

❏地域医療構想を踏まえた病院経営

次に、こうした地域医療構想と病院経営の関係について検討してみよう。病院経営をめぐっては、特に診療報酬（改定）との関係が議論されることが多い。病院の収入のうち保険診療収益は圧倒的な

シェアを占めており^(注7)、多くの病院経営者が診療報酬の動向に敏感になることは理解できる。

しかしながら、ここで改めて診療報酬とは何かについて考えてみよう。診療報酬は、法令上は「大臣告示」(診療報酬の算定方法：平成20年厚生労働省告示第59号)によって、その基本が定められている。いわゆる診療報酬点数表は、当該告示の別表という位置付けとなっている(別表第一が医科診療報酬点数表、別表第二が歯科診療報酬点数表、別表第三が調剤報酬点数表である)。

つまり診療報酬は、法令上は告示及びその別表という非常に低い位置付けとなっているという事実に留意する必要がある。わが国の法令は階層秩序(ヒエラルキー)構造をとっており、上から日本国憲法−法律−政令−省令−告示−通達と並んでいる。下位の法令が上位の法令に違反することは許されない(たとえば、「違憲立法審査」では憲法に違反する法令を裁判所がチェックすることを想起されたい)。

診療報酬は、このように法令上は「告示」という非常に低い位置付けであるが、だからと言って診療報酬が重要でないということにならない。むしろ「告示」という法令上低い位置付けにあるからこそ、診療報酬はほぼ2年に1回定期的に改定が行われ^(注8)、しかもかなりダイナミックかつ柔軟にその内容も変化してきているのである。実例を挙げれば、2014年度(平成26年度)改定においては、亜急性期病棟が廃止され、新たに地域包括ケア病棟が創設されている^(注9)。また、いわゆる7対1看護が導入されたのは2006年度(平成18年度)の診療報酬改定であったが、その後、その内容は、重症度、

注7 コロナ禍前の状況を見るため、第22回医療経済実態調査(令和元年度実施)のデータを見ると、一般病院の医業収益に占める保険診療収益の割合は92.8％となっている(一般病院で医業・介護収益に占める介護収益の割合が2％未満の病院の計)。
注8 診療報酬改定を2年ごとに実施するということは「慣習」であり、法令的根拠があるわけではない。

医療・看護必要度の導入及び累次の改定によって大きく変化してきている。診療報酬が仮に法律事項であったとしたら、このような定期的な改定やダイナミックな変更は困難であっただろう。

　以上を踏まえれば、病院経営において、診療報酬を基本的な経営戦略の柱に据えることはきわめてリスキーな対応であるということがわかる。診療報酬は2年に1度のペースで柔軟に変化するものであり、それに合わせて経営戦略を変えていたら、文字通り「右往左往」してしまうだろう。マイケル・E・ポーターによれば、経営戦略とは「ポジショニング」であるという。あるポジションをとると、他のポジションはとれない。つまり、経営者は「あれもこれも」ではなく、「あれかこれか」の選択を行わなければならない。こうした究極の選択、あるいは基本的な「ポジショニング」を診療報酬（改定）に合わせて行うことはきわめて不適切な対応であると言える。

　一方、地域医療構想については、基本的に法律事項である。地域医療構想は、医療計画の一部として医療法に位置付けられている。もちろん、法律についても法改正ということはあり得るが、法律の改正には国会での審議を要するため、その実現は容易ではない（国会審議が紛糾する可能性がある、あるいはそもそも国会が閉会中である期間も長いといったことを想起されたい）。実際、地域医療構想は2014年（平成26年）の法改正以来全く変更されておらず、おそらく2025年までは現在の姿を維持する可能性が高い。

　従って、地域医療構想における病床機能区分のうち、どの機能を選択するか、また、構想区域における医療需給の状況を踏まえ、どのようなポジションをとるかは、病院経営上、基本的な経営戦略に関わる問題である。基本的には、こうした地域医療構想における自

注9　2014年度改定で亜急性期病棟が廃止されたのは、地域医療構想の検討の中で、病床機能区分に関し、当初案にあった「亜急性期」機能が削除されたことが診療報酬に影響した結果であると考えられる。

院のポジショニングを決めた上で、診療報酬（改定）に柔軟な対応を図っていく必要がある。「戦略の失敗は戦術では補えない」という有名な言葉がある。基本的な経営戦略＝ポジショニングを誤ると、いくら「戦術」上の工夫をこらしても間に合わないというほどの意味である。地域医療構想（戦略）及び診療報酬（戦術）への病院の対応に関して、この言葉が示唆するところは大きい。

❑ 今後の展望― 2040 年のビジョン

　地域医療構想が想定している目標年次である 2025 年は、すでに目前に迫っている。地域医療構想のもととなったいわゆる「2025 年ビジョン」は 2011 年（平成 23 年）に策定されている。また、「2025 年ビジョン」の原型ともいうべき「シミュレーション」は 2008 年（平成 20 年）に公表されている[注10]。いずれも 17 年ないしは 14 年後における医療・介護提供体制の姿を展望したものであった。そして、これらを踏まえ、地域医療構想として制度化されたのは 2014 年（平成 26 年）であった。つまり「2025 年ビジョン」から見て 3 年、「シミュレーション」からは 6 年の歳月を経ての制度の実現ということになる。こうした過去の政策プロセスを顧みれば、次のビジョンないしは構想を策定すべき時期が近付いていることは明らかであろう[注11]。

　次期「ビジョン」については、2040 年近辺という時点が 1 つの目途となる。これは、2022 年（令和 4 年）の人口推計において、わが国の高齢者人口がピークを迎えるのが 2043 年前後とされているこ

注10　尾形裕也（2021）『看護管理者のための医療経営学　第 3 版』p.40-44
注11　厚生労働省が告示した「地域における医療及び介護を総合的に確保するための基本的な方針（総合確保方針）」（2023 年 3 月 17 日一部改正）においては、別添として「ポスト 2025 年の医療・介護提供体制の姿」が付されているが、まだ具体的なビジョンにまでは踏み込んでいない。

とを踏まえたものである。いずれにしても早急にその検討に入る必要があるが、その際には「給付と負担」の関係について検討することが重要である。地域医療構想がこれまでそれなりに機能してきた1つの背景として、「社会保障と税の一体改革」、具体的には社会保障の財源に充当するための消費税率の引き上げという基本政策があったことは否定できない。実際、消費税増収分を活用して「地域医療介護総合確保基金」が創設され、毎年度その拡充が図られてきている。次のビジョンを構想するに当たっても、こうした「財源」の問題を避けて通ることはできない。「給付と負担」を一体として考える必要があるものと思われる。

　また、こうした長期ビジョンの策定は、病院経営の観点から見ても重要である。病院の建て替えや改築、高度・高額医療機器の整備といった重要な投資に関する経営上の意思決定を行うに当たっては、10年、15年といった長期的な見通しを踏まえる必要がある。その際、地域医療構想のような地域ごとの医療サービスの需給に関する長期ビジョンは大いに参考になろう。

　なお、地域医療構想における必要病床数の推計は、基本的に現状（の医療資源の投入）を将来に伸ばした「現状投影」型の推計であった点に留意する必要がある。仮に2040年近辺を目途とした次期ビジョンを構想するとしても、こうした基本的な考え方は踏襲する必要があるものと思われる。

2

外来機能報告と病院経営

❏外来医療をめぐる問題の経緯

　近年、外来医療をめぐる改革が、医療提供体制及び医療保険制度双方の政策が密接に関連した形で進められている。ここでは、改革

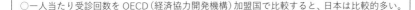

○一人当たり受診回数を OECD（経済協力開発機構）加盟国で比較すると、日本は比較的多い。

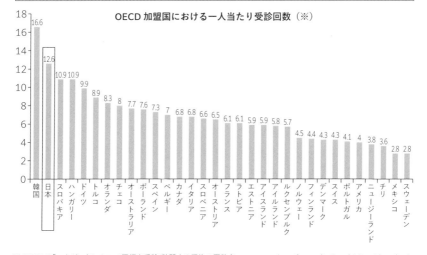

OECD 加盟国における一人当たり受診回数（※）

※ OECD は「一人が一年において医師を受診/訪問する平均の回数（Average number of consultations/visits with a physician per person per year）」と定義しているが、各国の報告における定義は例えば以下のようにばらつきがある。
・日本は皆保険でカバーされる受診に基づき計算。
・スウェーデンは全ての公的、民間セクターの医師への受診をカバーして計算。
・ドイツは、社会保険の支払いのルールにより、一連の治療で３ヶ月のうちに複数回の受診をした場合については、最初の１回のみをカウントしており、著しい過小評価が推定されるとされている。
・米国は、サンプル抽出に基づく推計値。

(出典)OECD Health Statistics 2019 データ時点は 2017 年または最新年（日本は 2016 年）

図 2-3 ｜ 1 人当たり受診回数の国際比較
出典：厚生労働省「医療計画の見直し等に関する検討会（第 20 回）」(2020 年 3 月)資料 1

の動向について整理してみよう[注12]。

　まず、医療提供政策に関しては、2018 年（平成 30 年）の医療法改正によって、外来医療機能の偏在・不足等に対応するため、都道府県が外来医療計画を策定することとなった。図 2-3 に示したように、わが国の１人当たり受診回数は国際的に見てもかなり多いことが知られているが、このことはわが国における医療へのアクセスの

注 12　本節の記述は、尾形裕也（2022）：医療提供体制の課題と将来,「週刊社会保障」2022 年 8 月 15-22 日号，p.70-75 に基づき、加筆修正を行ったものである。

良さを示す一方で、果たして本当に効率的、効果的な受診となっているかどうかが課題とされてきた。しかしながら、地域医療構想調整会議の場等においても、外来医療に関する議論は低調な状況に留まっている。

こうした状況を踏まえ、外来機能の明確化・連携等に関する検討が行われ、2020年（令和2年）12月に「医療計画の見直し等に関する検討会」の報告書が取りまとめられた。同報告書では、①外来機能の明確化・連携及び②かかりつけ医機能の強化等の2点について検討した結果が整理されている。

そして、前者を踏まえ、外来機能報告制度の創設等を盛り込んだ医療法改正法が2021年（令和3年）5月に成立した。また、後者については、医療法改正に関する参議院厚生労働委員会の附帯決議において「かかりつけ医機能を発揮している事例等を調査・研究し、その好事例の横展開を図る」等の指摘が行われており、これを踏まえて、厚生労働省の予算事業が実施されてきた。

一方、医療保険政策に関しては、保険外併用療養費制度の拡充の一環として、2015年（平成27年）の医療保険制度改革法において、紹介状なしの大病院受診時の定額負担が導入された。これによって、大病院[注13]の紹介状を持たない外来患者について、選定療養費制度による患者負担の徴収が義務化されるとともに、徴収最低額が定められた。

その後、この制度については、紹介状なしの患者比率の低下等の効果があることが示され、定額負担のさらなる拡大に向けた検討が行われた。そして、定額負担の対象病院については、図2-4に示したように「医療資源を重点的に活用する外来を地域で基幹的に担

注13　当初は特定機能病院及び400床以上の地域医療支援病院とされたが、2020年度から特定機能病院及び200床以上の地域医療支援病院に対象が拡大された。

○大病院と中小病院・診療所の外来における機能分化を推進する観点から、紹介状がない患者の大病院外来の初診・再診時の定額負担制度を拡充する必要がある。

○現在検討されている外来機能報告（仮称）においては、「医療資源を重点的に活用する外来」（仮称）を地域で基幹的に担う医療機関を地域の実情を踏まえつつ、明確化することが検討されている。

○「医療資源を重点的に活用する外来」（仮称）を地域で基幹的に担う医療機関は、紹介患者への外来医療を基本として、状態が落ち着いたら逆紹介により再診患者を地域に戻す役割を担うこととしており、こうした役割が十分に発揮され、保険医療機関相互間の機能の分担が進むようにするために、当該医療機関のうち、現在選定療養の対象となっている一般病床数 200 床以上の病院を、定額負担制度の徴収義務対象に加えることとしてはどうか。

	病床数（※）	特定機能病院	地域医療支援病院	その他		全体
現在の定額負担（義務）対象病院	200 床以上	86 (1.0%)	580 (6.9%)	拡大「医療資源を重点的に活用する外来」（仮称）を地域で基幹的に担う病院	688 (8.2%)	1,354 (16.1%)
現在の定額負担（任意）対象病院	200 床未満	0 (0%)	27 (0.3%)	7,031 (83.6%)		7,058 (83.9%)
	全体	86 (1.0%)	607 (7.2%)	7,719 (91.8%)		8,412 (100%)

出典：特定機能病院一覧等を基に作成（一般病床規模別の病院数は平成29年度医療施設調査より集計）
※病床数は一般病床の数であり、特定機能病院は平成31年4月、地域医療支援病院は平成30年12月時点。

図2-4｜定額負担の対象病院拡大についての考え方
出典：厚生労働省「第136回社会保障審議会医療保険部会」（2020年12月2日）資料より一部改変

う医療機関」（紹介受診重点医療機関）まで拡大することとなった。ここで、医療提供政策と医療保険政策の議論が交錯することになったわけである。その後、後述するように外来機能報告の具体的な内容が定められ、これを踏まえて2022年度（令和4年度）の診療報酬改定において所要の措置が講じられた。具体的には、紹介受診重点医療機関入院診療加算（800点）が新設されるとともに、定額負担徴収義務病院は、200床以上の紹介受診重点医療機関まで拡大されることになった[注14]。

❏外来機能報告及び紹介受診重点医療機関

　外来機能報告等の具体的内容については、「外来機能報告等に関するワーキンググループ」において検討が行われ、2021年末（令和3年末）に報告書がとりまとめられている。報告項目としては、レセプト情報・特定健診等情報データベース（いわゆるNDB）で把握できる報告項目及び病床機能報告で把握できる項目を基本とし、具体的な報告項目の例が示されている。これらの報告項目については、実際の外来機能報告の状況等を踏まえ、必要に応じ見直しを検討することとされている。

　一方、紹介受診重点医療機関に関する基準については、現在の地域医療支援病院の状況を踏まえ、初診については、初診の外来件数のうち「医療資源を重点的に活用する外来」の件数が占める割合が40％以上、再診については、再診の外来件数のうち「医療資源を重点的に活用する外来」の件数が占める割合が25％以上と定められた。図2-5に示したように、初診40％以上、再診25％以上という基準を、定額負担徴収が義務付けられている病床数200床以上の地域医療支援病院に当てはめてみると、83％が該当する。また、特定機能病院については81％が、すべての200床以上の病院については、40％が該当することになる。なお、実際に紹介受診重点医療機関となるかどうかについては、当該医療機関の意向によることとされている。

　今後の病院における外来医療のあり方については、再考の余地がある。病院における外来は、本来、入院につながる患者を中心とす

注14　保険外併用療養費の採否は医療機関の経営判断に基づくべきものであるが、特定の病院に徴収義務を課し、最低徴収額を定めるという政策手法には基本的な問題があり（p.180の注18参照）、今回はその問題の対象範囲が拡大されたことになる。また、最低徴収額の引き上げ分については保険者に還元することとされたが、これもきわめて異例の措置であり、保険外併用療養費制度の趣旨とは異なるものであると考えられる。

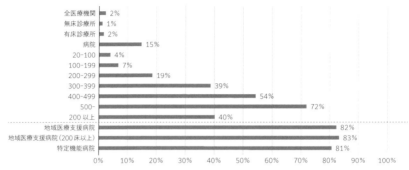

$$= \frac{\text{初診の外来に占める「医療資源を重点的に活用する外来」の割合が40\%以上で、かつ、再診の外来に占める}}{\text{施設数全体}}$$

初診の外来に占める「医療資源を重点的に活用する外来」の割合が **40%以上** で、かつ、
再診の外来に占める「医療資源を重点的に活用する外来」の割合が **25%以上** である医療機関の分布

区分	割合
全医療機関	2%
無床診療所	1%
有床診療所	2%
病院	15%
20-100	4%
100-199	7%
200-299	19%
300-399	39%
400-499	54%
500-	72%
200以上	40%
地域医療支援病院	82%
地域医療支援病院（200床以上）	83%
特定機能病院	81%

（注）
・外来受診回数ベースでの集計（ただし、同日に同一の医療機関を複数回受診した場合は同日再診としてカウントしない）
・2019年度1年間での集計。外来受診の中には在宅での受診を含まない
・精神科病院を除いて集計している
・病院数は許可病床数

出典：レセプト情報・特定健診等情報データベース（NDB）より医政局において作成

図2-5｜初診40%以上、再診25%以上の基準の状況
出典：厚生労働省「第5回外来機能報告等に関するワーキンググループ」(2021年11月29日)資料

べきものである。病院も診療所も基本的に同じ出来高払いの外来診療報酬が設定されている現在の診療報酬体系の下では、診療所に比べ高コスト構造の（特に高度急性期や急性期医療を担う）病院の外来は赤字構造となる。これを入院部門の黒字で埋めることによって病院経営が成り立っているというのが現状である。病院経営の安定化のためには、外来患者の総数を抑えるとともに、入院につながる外来患者（紹介患者等）の比率を上げることが重要である。

　これこそが、まさに「機能分化と連携」であり、今回の外来機能報告制度の導入や紹介受診重点医療機関の設定が目指しているところである。こうした政策の基本的方向性を踏まえ、病院経営者は、

今一度自院の経営における外来医療の位置付けについて戦略的に再検討する必要があるものと思われる。

3

かかりつけ医機能と病院経営

❑ 問題の経緯：「古くて新しい」問題

　「かかりつけ医機能」をめぐる論議は、「古くて新しい」問題である。「古い」というのは、この問題の起源は、少なくとも1980年代後半までさかのぼることができるからである。

　1987年（昭和62年）にとりまとめられた「家庭医に関する懇談会」報告書は、日本医師会の反対もあり、ほとんど「お蔵入り」状態となった。その後、「家庭医」という言葉は、医療界では一種のタブーとなり、代わりに日本医師会が主張する「かかりつけ医（機能）」という用語が使用されるようになって今日に至っている。当該懇談会の報告書を今改めて読んでみると、地域におけるプライマリ・ケアを担う「家庭医」の機能が具体的に列挙されており、それらは「かかりつけ医機能」とも重複する点が多いように思われる[注15]。

　その後、再びこの問題が取り上げられるに至ったのは、近年の「コロナ禍」が大きな契機となっている。たとえば、2022年（令和4年）5月の全世代型社会保障構築会議の「議論の中間整理」では「今回のコロナ禍により、かかりつけ医機能などの地域医療の機能が十分作動せず……かかりつけ医機能が発揮される制度整備を含め、……国

注15　2013年8月に、日本医師会と四病院団体協議会が合同提言として取りまとめた「かかりつけ医」の定義及び「かかりつけ医機能」に関する記述を、「家庭医に関する懇談会」報告書と比較してみると、重複する点も多いが、前者が、その後の高齢化の進展を踏まえ、在宅医療を重視している点が相違点として挙げられよう。

民目線での改革を進めるべきである」(下線は引用者)とされており、「今回のコロナ禍」が改革の主たる動因となっていることが明示されている。なお、その後、この「かかりつけ医機能が発揮される制度整備」という表現は、政府の公式の方針として採用されるに至っている。「コロナ禍」と「かかりつけ医機能」との関連性の当否はさておき[注16]、「今回のコロナ禍」が、かかりつけ医機能見直しの契機となっていることは事実であり、そういった意味では、この問題は「新しい」問題であると言えよう。

□「かかりつけ医機能」が発揮される制度整備

この「古くて新しい」問題については、コロナ禍が一段落しつつあった2022年(令和4年)を通じて検討が進められた。2022年(令和4年)11月には、日本医師会が「地域における面としてのかかりつけ医機能～かかりつけ医機能が発揮される制度整備に向けて～」という報告書(第1報告)をとりまとめ、公表している。また、社会保障審議会医療部会において、かかりつけ医機能についての検討が行われ、2022年(令和4年)11月には「かかりつけ医機能が発揮される制度整備(案)」が厚生労働省事務局から提示された。そして、この案を基に議論が行われ、2022年末(令和4年末)には「医療提供体制の改革に関する意見」がとりまとめられている。この意見書を踏まえた医療法の改正法案を含む「全世代対応型の持続可能な社会保障制度を構築するための健康保険法等の一部を改正する法律案」が国会に提出され、2023年(令和5年)5月に成立している。

図2-6に「かかりつけ医機能が発揮される制度整備」の骨格案を

注16　筆者は、コロナ禍と医療提供体制の問題(なぜ公表されているような感染者数で「病床逼迫」や「医療崩壊」に立ち至ったのか)は、基本的に資本集約的＝労働節約的なわが国の医療提供体制の問題であり、かかりつけ医機能の問題ではないと考えている。

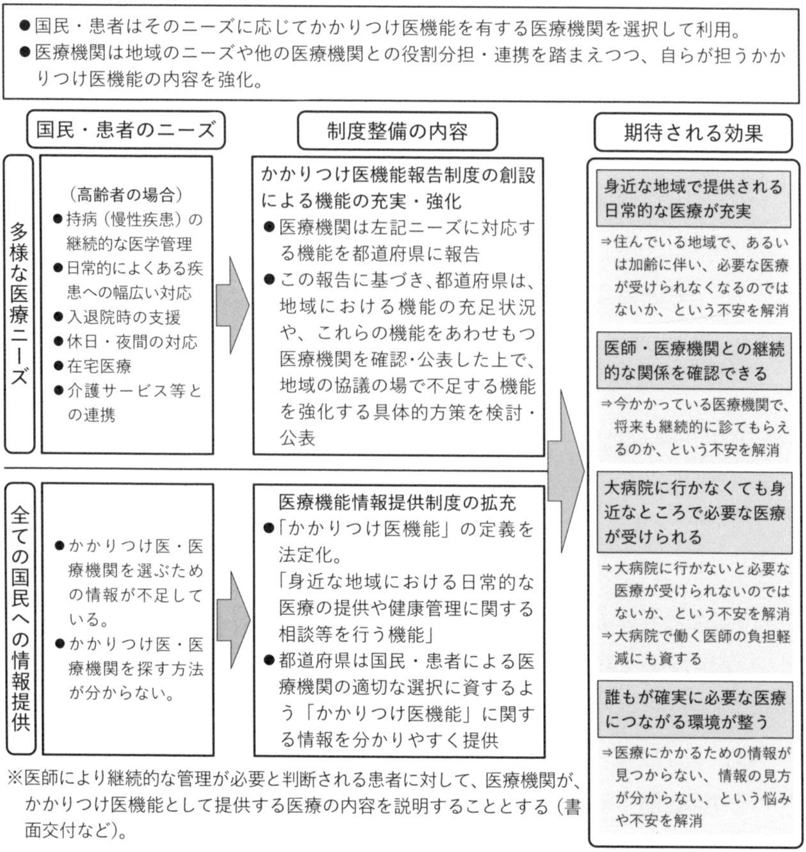

- ●国民・患者はそのニーズに応じてかかりつけ医機能を有する医療機関を選択して利用。
- ●医療機関は地域のニーズや他の医療機関との役割分担・連携を踏まえつつ、自らが担うかかりつけ医機能の内容を強化。

国民・患者のニーズ	制度整備の内容	期待される効果
多様な医療ニーズ （高齢者の場合） ●持病（慢性疾患）の継続的な医学管理 ●日常的によくある疾患への幅広い対応 ●入退院時の支援 ●休日・夜間の対応 ●在宅医療 ●介護サービス等との連携	**かかりつけ医機能報告制度の創設による機能の充実・強化** ●医療機関は左記ニーズに対応する機能を都道府県に報告 ●この報告に基づき、都道府県は、地域における機能の充足状況や、これらの機能をあわせもつ医療機関を確認・公表した上で、地域の協議の場で不足する機能を強化する具体的方策を検討・公表	**身近な地域で提供される日常的な医療が充実** ⇒住んでいる地域で、あるいは加齢に伴い、必要な医療が受けられなくなるのではないか、という不安を解消 **医師・医療機関との継続的な関係を確認できる** ⇒今かかっている医療機関で、将来も継続的に診てもらえるのか、という不安を解消
全ての国民への情報提供 ●かかりつけ医・医療機関を選ぶための情報が不足している。 ●かかりつけ医・医療機関を探す方法が分からない。	**医療機能情報提供制度の拡充** ●「かかりつけ医機能」の定義を法定化。 「身近な地域における日常的な医療の提供や健康管理に関する相談等を行う機能」 ●都道府県は国民・患者による医療機関の適切な選択に資するよう「かかりつけ医機能」に関する情報を分かりやすく提供	**大病院に行かなくても身近なところで必要な医療が受けられる** ⇒大病院に行かないと必要な医療が受けられないのではないか、という不安を解消 ⇒大病院で働く医師の負担軽減にも資する **誰もが確実に必要な医療につながる環境が整う** ⇒医療にかかるための情報が見つからない、情報の見方が分からない、という悩みや不安を解消

※医師により継続的な管理が必要と判断される患者に対して、医療機関が、かかりつけ医機能として提供する医療の内容を説明することとする（書面交付など）。

図2-6｜かかりつけ医機能が発揮される制度整備（骨格案）
出典：厚生労働省「第94回社会保障審議会医療部会」（2022年12月5日）資料

示した。これを見ると、今回の「制度整備」は、大きく2つの内容から成っていることがわかる。1つは「かかりつけ医機能報告制度の創設」であり、もう1つは既存の「医療機能情報提供制度の拡充」である。

　前者は、病床機能報告、外来機能報告に続く新たな機能報告制度を創設しようとするものである。これによって、地域におけるかか

医療機能情報提供制度の拡充	かかりつけ医機能報告制度の創設による機能の充実・強化
◆〜令和5年夏目途 ・今後の具体的な情報提供項目のあり方や情報提供の方法を検討 ◆令和6年度以降 ・医療機能情報の公表の全国統一化（都道府県ごとに公表されている医療機関に関する情報について全国統一のシステムを導入する） ・あわせて、上記の検討結果を踏まえた報告項目の見直しを反映	◆令和5年度頃 ・医療法に基づく「良質かつ適切な医療を効率的に提供する体制の確保を図るための基本的な方針（告示）」の検討 ◆令和6年度〜令和7年度頃 ・個々の医療機関からの機能の報告 ・地域の協議の場における「かかりつけ医機能」に関する議論 ◆令和8年度以降 ・医療計画に適宜反映 ※かかりつけ医機能に関する協議について、市町村介護保険事業計画や医療介護総合確保法に基づく計画との関係性についても検討が必要

図2-7｜かかりつけ医機能が発揮される制度整備の進め方のイメージ

出典：厚生労働省「第94回社会保障審議会医療部会」（2022年12月5日）資料

りつけ医機能の現状把握及びそれに基づく地域の「協議の場」での「改善」に向けた検討が行われることになる。また、後者は、医療法上「かかりつけ医」の定義を法定化するとともに、既存の「医療機能情報提供制度」を活用して、その情報を国民にわかりやすく提供しようというものである。

　以上のような改革を今後進めていくに当たってのスケジュール（イメージ）を示しているのが図2-7である。これによると、2023年度（令和5年度）中に具体的な制度整備を進め、2024年度から2025年度にかけて、実際の機能報告及び地域の協議の場における「かかりつけ医機能」に関する議論が開始されることになっている。地域医療構想の当面の目標年次である2025年度において、入院医

療（病床機能）とあわせ、「かかりつけ医機能」を含む外来医療についても地域における検討が本格化することが期待される。

❏医療需要面と医療供給面の課題

　ここで、「かかりつけ医機能」の発揮に向けての課題について、若干の私見を述べてみよう。以下では、議論の整理のために、医療需要面と医療供給面に分けて問題を考察する。

　まず、医療需要面に関しては、一言で言えば、患者側・診療側双方が、伝統的なわが国の「フリー・アクセス」体制から脱却することが困難であるという問題である。「フリー・アクセス」体制にどっぷり漬かったわが国において、強制的な「ゲートキーパー」制[注17]を導入することはきわめて困難であった。そうした中で、これまでは、主として経済的な誘導策がとられてきた。具体的には、診療報酬による「かかりつけ医機能」の評価であるが、こうした政策には限界がある。診療側にとっては経済的なインセンティブとなる診療報酬上の評価も、定率一部負担制の下では、患者にとっては負担増となり、むしろ逆誘導となってしまう可能性がある。これまで「かかりつけ医機能」の重要性については大方の合意があったにもかかわらず、目立った進展がなかった主因として、こうした構造的な問題の存在が挙げられよう[注18]。

　こうした限界を踏まえ、これまでとられてきたのが、それ以外の

注17　患者はまずかかりつけ医を受診し、（救急の場合等を除き）原則としてかかりつけ医による紹介がなければ、病院での受診ができないシステムのこと。この場合、かかりつけ医は「門番（ゲートキーパー）」の役割を果たしていることになる。

注18　「かかりつけ医機能」を診療報酬上本格的に評価するためには、あわせて、患者負担のあり方についても見直す必要がある（たとえば、かかりつけ医を受診する場合の患者負担率を引き下げ、それ以外を受診する場合の負担率を引き上げる等、といった仕組み）。

患者負担、すなわち病院外来患者負担の見直しによる誘導であった。「かかりつけ医機能」を直接評価することに代わり、紹介先となる病院の患者負担を引き上げることによって、患者の流れを誘導しようという考え方である。具体的には、本章（p.172）で述べたような保険外併用療養費（選定療養費）の活用及び特定の病院についての徴収義務化・最低徴収額の設定、さらにはその拡大策としての「紹介受診重点医療機関」の認定といった方策がとられてきた。これは1つの政策の方向性ではあるが、医療機関に対して「混合診療」を強制することについては基本的な問題があるものと思われる[注19]。

　こうした経済的な誘導策に加えて重要と考えられるのが、患者の受診行動に影響を及ぼす経済外的な方策である。これは、換言すれば、「地域医療を守る」視点の共有ということになる。限りある医療資源の制約の下で、いかにして地域の医療を守り、育てていくか、そのためにふさわしい患者の受診行動とは何かについて、地域住民自身が考え、実行していくということである[注20]。そのためには、地域医療の現状と課題についての情報開示、情報提供の一層の進展が不可欠の前提条件であることは言うまでもない。

　次に、医療供給面についての問題である。日本医師会が「かかりつけ医機能」を主張し、その発揮について積極的であるのに対し、同じような機能を担っていると考えられるGP（General Practitioner：

注19　わが国においては、混合診療は原則禁止とされている中で、一定の要件を満たした場合に混合診療を一部解禁しているのが保険外併用療養費制度である。これによって、公定価格という制限が外れた診療がある程度可能になり、医療機関経営者にとっては、それだけ経営の自由度が増すことになる。しかしながら、あくまでもこれは医療機関経営者の経営責任において、その経営判断として設定されるものである。それを政府が強制し、徴収最低額まで決めているというのは、本制度の趣旨からして「本末転倒」であると思われる。

注20　有名な事例として、旧兵庫県立柏原病院における「県立柏原病院の小児科を守る会」の活動等が挙げられる。

一般医、総合医）や家庭医制度に反対しているのはなぜなのだろうか。その1つの要因として、海外におけるGP制度の実態が挙げられる。OECDのWorking Paper[注21]がつとに示しているように、GPとSpecialist（専門医）が並存している国においては、多くの場合、実際にはその（社会的及び専門職内の）地位も、所得も明らかにSpecialistの方が優位に立っているという。つまり、事実上、医師がGPとSpecialistという2つの「身分」に分けられる結果になっており、こうした方向に対して医師の職能団体である日本医師会が反対するというのは、それなりに理解できる立場である[注22]。また、GPの実態についての調査[注23]によれば、代表的なGP制度導入国の1つであるイギリスのGPの慢性期患者（common long-term conditions）の治療に関する知見のレベルは高くなく、自分の医学的知識について自信も持っていないという。以上を踏まえれば、単純なGP制度導入論は、わが国においては必ずしもうまく機能しないのではないかと思われる。

　私見では、長期的には専門医認定制度における「総合診療専門医」養成の拡大、普及が重要であると考える。また、供給側に対して経済的誘導を図るとすれば、紹介先の病院に対する診療報酬の組み換えが、病院経営者へのメッセージとして有効ではないかと考えている。たとえば、2022年度（令和4年度）改定で新設された「紹介受診重点医療機関入院診療加算」はそうした方向を示すものであるし、今後は、かつて熊本中央病院が取得していた「急性期特定病院加算」

注21　OECD（2008）OECD Health Working Paper No.41：The Remuneration of General Practitioners and Specialists in 14 OECD Countries
注22　ただし、こうした立場と、看護職員について准看護師を堅持すべきという立場とは矛盾するように思われる。
注23　Julian Stephan Treadwell et al.（2020）GPs' understanding of the benefits and harms of treatments for long-term conditions：an online survey, BJGP Open 2020

的な発想、さらには地域医療支援病院等が「かかりつけ医機能」を養成し、それを支える機能を持つことについて評価すること等が考えられよう。

4

結論
実現に向かいつつある「岩永構想」

　以上の各節においては、近年の医療制度改革の動向と病院経営について、「地域医療構想」、「外来機能報告」及び「かかりつけ医機能」という3つの側面から検討してきた。特に熊本中央病院のような医療「激戦区」における急性期病院の経営戦略を考えるに当たっては、こうした要因を考慮することが重要である。

　まず、地域医療構想については、地域における医療需要・医療供給の現状及び将来展望を踏まえ、病床機能についてどのような「ポジショニング」をとるかが問われている。熊本中央病院の場合、故岩永勝義氏（以下、「岩永院長」と呼ぶ）の強力なリーダーシップの下に、早くから同院のポジショニングは、地域において「非救急型の急性期入院医療を担う病院」と定められ、今日に至るまで一貫して、この基本的な路線が堅持されてきた。これは、熊本・上益城構想区域という7つの急性期病院が競合する「激戦区」において、最も病床規模が小さい熊本中央病院の「生き残り戦略」でもあったわけだが、その成果は目覚ましいものであった。第2部第2章（p.157）にも示したように、熊本中央病院は、その後も毎年度6億円程度の黒字を計上する経営優良病院を維持・継続している。これは岩永院長が選択したポジショニングが基本的に正しいものであったことを示唆している。

　また、外来機能報告及びかかりつけ医機能に関しては、岩永院長

は早くから「病院は入院機能が中心」であり、外来についてはできる限り抑制するとともに「入院につながる外来」を重視してきた。熊本中央病院は「ブティック」であり、「ブティックでコンビニと同じものを売っているか？」（p.78）というわけである。

　わが国においては、一般に、急性期病院における外来医療は赤字部門となっている。このことは、たとえばデータはやや古いが、中央社会保険医療協議会における医療機関のコスト調査分科会の医療機関部門別収支データに明らかに示されている[注24]。急性期病院は、外来部門の赤字を入院部門の黒字で相殺することによって、かろうじて経営が成り立っているという構図である。なぜこのようなことになっているのか、一言で言えば、わが国の診療報酬が病院、診療所共通の出来高払いを基本としていることの結果である。病院の収支で考えると、急性期病院や高機能病院であるほど、支出は大きい（高コスト構造）のに対し、収入は基本的に（同じことをやっていれば）診療所と同じ水準に留まる。これでは外来部門は赤字構造になるわけだ[注25]。

　それではなぜ、そのような赤字構造の外来部門で多数の外来患者を診ているのかと言えば、それが「入院につながるから」であるとされる。しかしながら、これは一種の「神話」であろう。たくさんの外来患者をとったからと言って、それが入院につながるという保証はない。むしろ漫然と多数の外来患者を診ること（これがいわゆる「コンビニ受診」である）は、入院につながる確率が低い、きわめて非

注24　中央社会保険医療協議会診療報酬調査専門組織（医療機関のコスト調査分科会）（2013）「平成24年度医療機関の部門別収支に関する調査」報告書他
注25　こうした構造を基本的に改めるためには、診療報酬を病院、診療所で全く異なった支払い方式のものにすることが考えられる。しかしながら、わが国のように、無床診療所－有床診療所－中小病院－大病院が連続的に分布している医療施設体系について、こうした「大改革」を行うことには抵抗が大きく、前述のような改正は容易には実現しないものと思われる。

効率なやり方であり、それによって赤字がかさむだけではなく、働いている医師や看護師等の職員も疲弊してしまうことになる。

　では、病院にとって「効率的な外来」とは何か。その1つの答えが「紹介外来」である。紹介状を持って病院を訪れる患者については、他のかかりつけの診療所や病院で既に一定の「スクリーニング」が行われているものと考えることができる。何か問題があるから、かかりつけ医等から紹介されたのであり、こうした紹介患者が入院につながる確率はきわめて高いと考えられる。プライマリ・ケアについては、地域の診療所や中小病院等、いわゆる「かかりつけ医機能」を有する医療機関に任せ、自院の外来は紹介患者を中心とする。これこそが地域医療における「機能分化と連携」であり、岩永院長が30年以上前に打ち出した熊本中央病院の基本的な経営戦略に他ならない。

　岩永院長は、「かかりつけ医」の重要性に早くから着目し、急性期病院である熊本中央病院との「医療機能の分化と連携」を推進してきた。また、そこには「かかりつけ医」を育て、地域の医療を「一緒につくり上げていく」ことが高々と宣言されている（p.68）。これこそ、今後実際にかかりつけ医機能が発揮されるために、地域において病院がとるべき基本的なスタンスを示したものであると言えよう。

参考文献

［第1部］

- 池田満寿夫（1969）『模倣と創造』中公新書
- 伊藤恒敏編著（2008）『マグネットホスピタル：医療崩壊から地域医療を救う』日本医療企画
- 稲盛和夫（2000）『稲盛和夫の実学』日経ビジネス人文庫
- 岩永勝義（1998）：地域医療支援病院について，「病院建築」No.118所収
- 江藤淳（2007）『アメリカと私』講談社文芸文庫
- 太田肇（2003）『選別主義を超えて』中公新書
- 尾形裕也（2008）：看護職のための医療経営学講座，「看護」2008年4月号〜2009年3月号
- 梯久美子（2008）『散るぞ悲しき：硫黄島総指揮官・栗林忠道』新潮文庫
- 草柳大蔵（1975）『官僚王国論』文藝春秋社
- 熊本中央病院（1986）『（熊本中央病院）35年史』
- 黒川清，尾形裕也監修（2006）『医療経営の基本と実務　上巻　戦略編』日経メディカル開発
- 黒川清，尾形裕也監修（2006）『医療経営の基本と実務　下巻　管理編』日経メディカル開発
- 厚生労働省（2007）「第2回医療構造改革に係る都道府県会議配付資料：厚生労働事務次官講演資料・今後の医療政策について〜医療制度改革の目指すもの〜」
- 厚生労働省（2008）「平成十八年度国民医療費の概況」厚生労働省HP
- 小林弘忠（2007）『巣鴨プリズン』中公文庫
- 斉藤貴男（2008）『分断される日本』角川文庫
- 三枝匡（2003）『経営パワーの危機』日経ビジネス人文庫
- 司馬遼太郎（1978）『坂の上の雲（1）〜（8）』文春文庫
- 司馬遼太郎（1975）『世に棲む日日（1）〜（4）』文春文庫
- 城山三郎（1980）『官僚たちの夏』新潮文庫
- 杉山孝治（2007）「ケーススタディ：社会福祉法人恩賜財団済生会熊本病院の経営戦略」九州大学大学院医学研究院医療経営・管理学講座卒業成果物

- 土屋守章（1974）『ハーバード・ビジネス・スクールにて』中公新書
- 夏目漱石『吾輩は猫である』岩波文庫
- 奈良本辰也（1965）『高杉晋作』中公新書
- 沼上幹（2003）『組織戦略の考え方』ちくま新書
- 野中郁次郎、戸部良一、寺本義也、鎌田伸一、杉之尾孝生、村井友秀（1984）『失敗の本質：日本軍の組織論的研究』ダイヤモンド社
- 尾藤誠司（2007）『医師アタマ：医師と患者はなぜすれ違うのか？』医学書院
- 真野俊樹（2004）『医療マネジメント』日本評論社
- 三品和広（2006）『経営戦略を問いなおす』ちくま新書
- 水野肇（2003）『誰も書かなかった日本医師会』草思社
- 山崎正和（2008）『室町記』講談社文芸文庫
- 山本周五郎（1964）『赤ひげ診療譚』新潮文庫
- ジャック・ウェルチ（2005）『わが経営（上）（下）』日経ビジネス人文庫
- シュムペーター（1977）『経済発展の理論（上）（下）』岩波文庫
- セルバンテス，牛島信明訳（2001）『ドン・キホーテ　前篇（1）〜（3）、後篇（1）〜（3）』岩波文庫
- ハメル，プラハラード（2001）『コア・コンピタンス経営』日経ビジネス人文庫
- ハンナ・アレント（1994）『人間の条件』ちくま学芸文庫
- マイケル・E・ポーター（1999）『競争戦略論 I』ダイヤモンド社
- Leonard L. Berry and Neeli Bendapudi（2003）Clueing In Customers, Harvard Business Review on Managing Health Care, 2007, Harvard Business School Press
- Donabedian, Avedis（1966）Evaluating the Quality of Medical Care, Milbank Memorial Fund Quarterly / Health and Society 44：166-203
- Donabedian, Avedis（2003）An Introduction to Quality Assurance in Health Care, Oxford University Press
- Peter F. Drucker（1990）Managing the Nonprofit Organization: Principles and Practices, Harper Collins Publishers
- Folland, Goodman, Stano（2007）The Economics of Health and Health Care, Fifth Edition, Pearson Prentice-Hall
- David A. Garvin and Michael A. Roberto（2005）Change Through Persuasion, Harvard Business Review on Managing Health Care, 2007, Harvard Business School Press
- Institute of Medicine（2001）Crossing the Quality Chasm: A New Health

System for the 21st Century, National Academy Press
- Institute of Medicine（2007）Rewarding Provider Performance: Aligning Incentives in Medicare, The National Academies Press
- Anthony J. Mayo, Nitin Nohria（2005）In Their Time: The Greatest Business Leaders of the Twentieth Century, Harvard Business School Press
- OECD（2008）OECD Health Data 2008, OECD, Paris
- Michael E. Porter, Elizabeth Olmsted Teisberg（2006）Redefining Health Care, Creating Value-Based Competition on Results, Harvard Business School Press
- Rod Shaeff, Ann Rogers, Susan Pickard, Martin Marshall, Stephen Campbell, Martin Roland, Bonnie Sibbald and Shirley Halliwell（2003）Medical Leadership in English Primary Care Networks, Leading Health Care Organizations edited by Sue Dopson and Annabelle L. Mark, Palgrave Macmillan

［第 2 部］
- 国家公務員共済組合連合会熊本中央病院（2021）『国家公務員共済組合連合会熊本中央病院 70 年史』
- 黒川清，尾形裕也監修（2006）『医療経営の基本と実務　上巻　戦略編』日経メディカル開発
- 黒川清，尾形裕也監修（2006）『医療経営の基本と実務　下巻　管理偏』日経メディカル開発
- 熊本県（2017）「熊本県地域医療構想」
- 尾形裕也（2021）『看護管理者のための医療経営学 第 3 版』日本看護協会出版会
- 尾形裕也（2022）『この国の医療のかたち　医療政策の動向と課題』日本看護協会出版会
- 尾形裕也（2023）：地域医療構想と病院経営，「病院」2023 年 1 月号，p.34-37
- 厚生労働省（2022）「第 12 回地域医療構想及び医師確保計画に関するワーキンググループ」（2023 年 5 月 25 日）資料
- 中央社会保険医療協議会（2019）「第 22 回医療経済実態調査（医療機関等調査）報告」
- 厚生労働省（2023）「地域における医療及び介護を総合的に確保するための基本的な方針（総合確保方針）」（2023 年 3 月 17 日一部改正）
- 尾形裕也（2022）：医療提供体制の課題と将来，「週刊社会保障」2022 年 8 月 15-22 日号，p.70-75

- 厚生労働省（2020）「医療計画の見直し等に関する検討会（第 20 回）」（2020 年 3 月）資料 1
- 厚生労働省（2020）「第 136 回社会保障審議会医療保険部会」（2020 年 12 月 2 日）資料
- 厚生労働省（2021）「第 5 回外来機能報告等に関するワーキンググループ」（2021 年 11 月 29 日）資料
- 厚生省健康政策局総務課編（1987）『家庭医に関する懇談会報告書』第一法規出版
- 日本医師会・四病院団体協議会（2013）「医療提供体制のあり方　日本医師会・四病院団体協議会合同提言」
- 厚生労働省（2022）「第 94 回社会保障審議会医療部会」（2022 年 12 月 5 日）資料
- 中央社会保険医療協議会診療報酬調査専門組織（医療機関のコスト調査分科会）（2013）「平成 24 年度医療機関の部門別収支に関する調査」報告書
- OECD（2008）OECD Health Working Paper No.41：The Remuneration of General Practitioners and Specialists in 14 OECD Countries
- Julian Stephan Treadwell et al.（2020）GPs' understanding of the benefits and harms of treatments for long-term conditions: an online survey, BJGP Open 2020

資料1｜熊本中央病院の概要

住所	〒862-0965 熊本県熊本市南区田井島1丁目5番1号
病床数	361床(うち個室51床) (ICU・CCU10床、RCU6床)含む
標榜科	呼吸器内科、消化器内科、循環器内科、糖尿病・内分泌・代謝内科、腎臓内科、腫瘍内科、緩和ケア内科、救急総合診療科、小児科、外科、整形外科、呼吸器外科、心臓血管外科、脳神経外科、乳腺・内分泌外科、形成外科、泌尿器科、眼科、麻酔科、放射線科、病理診断科
入院基本料	急性期一般入院料1
主な設備	2層式スペクトラルCT(2台) フルデジタル3テスラMRI、1.5テスラMRI(各1台) リニアック(1台) RI装置(1台) 冠動脈造影装置(2台) ハイブリッド手術室(1室)・手術室(5室)
職員数	654名 (医師92、看護師347、薬剤師15、検査技師30、放射線技師18 　理学療法士12、臨床工学技士18、管理栄養士7など)

2023年4月1日現在

資料2 | 熊本中央病院の沿革

1951（昭和26）年 4 月	「非現業共済組合連合会　熊本共済診療所」として開設 （熊本市新屋敷）
1952（昭和27）年 3 月	病棟増設　病床数41床
1952（昭和27）年 4 月	「非現業共済組合連合会　熊本中央病院」へ改称
1953（昭和28）年 7 月	病棟増設　病床数141床
1958（昭和33）年 7 月	「国家公務員共済組合連合会　熊本中央病院」へ改称
1959（昭和34）年 8 月	病棟増設　病床数172床
1961（昭和36）年 1 月	熊本合同庁舎内に診療所を開設
1963（昭和38）年 3 月	東病棟（鉄筋コンクリート5階建）を増築
1963（昭和38）年 4 月	病棟増設　病床数307床
1974（昭和49）年 5 月	本館（鉄筋コンクリート5階建）完成
1974（昭和49）年 6 月	人工透析を開始
1974（昭和49）年 8 月	1泊2日の人間ドックを開始
1985（昭和60）年 4 月	心肺センター開設
1985（昭和60）年 5 月	管理棟（鉄筋コンクリート5階建）完成
1986（昭和61）年 7 月	南棟及び健診センター（鉄骨造4階建）完成
1986（昭和61）年 7 月	病棟増設　病床数361床
1996（平成 8 ）年 9 月	新病院本館（鉄骨・鉄筋コンクリート造7階建）完成
1997（平成 9 ）年 1 月	新病院（熊本市田井島）へ全面移転
	オーダリングシステム稼働
1999（平成11）年 4 月	日本医療福祉建築協会賞受賞
2000（平成12）年 9 月	救急医療告示（呼吸器科、循環器科、心臓血管外科）
2001（平成13）年 1 月	急性期特定病院加算届出
2001（平成13）年 3 月	ホームページ公開
2001（平成13）年 9 月	平成13年度救急医療功労者厚生労働大臣表彰
2002（平成14）年 4 月	管理棟（鉄筋コンクリート8階建）完成
2003（平成15）年10月	管理型臨床研修病院指定（現：基幹型研修病院）
2006（平成18）年 7 月	DPCによる包括算定開始

2009（平成21）年10月	形成外科新設
2010（平成22）年 5 月	緩和ケア内科新設
2010（平成22）年 8 月	熊本県指定がん診療連携拠点病院
2011（平成23）年11月	地域医療支援病院
2012（平成24）年 1 月	電子カルテシステム稼働
2013（平成25）年 4 月	脳神経外科新設
2015（平成27）年 4 月	腫瘍内科、救急総合診療科新設
2015（平成27）年10月	病院機能評価認定
2017（平成29）年 1 月	乳腺・内分泌外科新設
2017（平成29）年 7 月	北棟（鉄骨造3階建）完成
2018（平成30）年 4 月	ハイブリッド手術室稼働
2019（令和 1 ）年 8 月	第2期電子カルテシステム稼働
2020（令和 2 ）年 9 月	COVID専用病棟設置
2021（令和 3 ）年 4 月	創立70周年

（2023年4月1日現在）

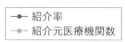

資料3 | 紹介率と紹介元医療機関数の推移

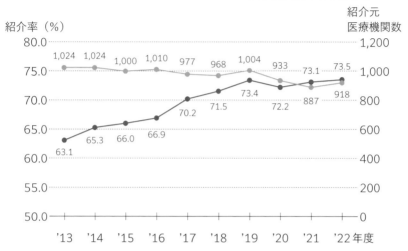

資料4 | 2022年度　地域別紹介医療機関割合

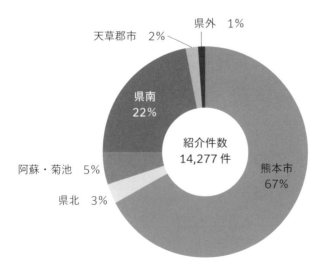

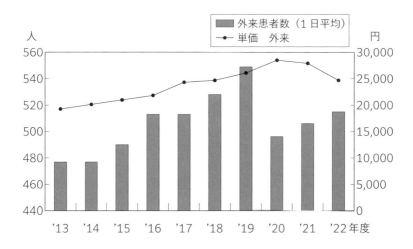

資料5｜外来患者数と外来単価の推移

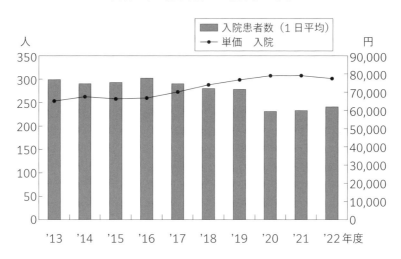

資料6｜入院患者数と入院単価の推移

資料7 | 紹介率と入院単価の推移

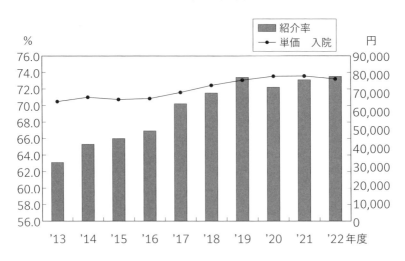

資料8 | 平均在院日数と入院単価の推移

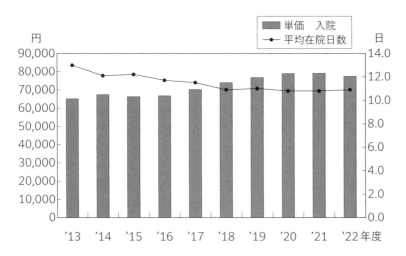

■第一条の二	医療は、生命の尊重と個人の尊厳の保持を旨とし、医師、歯科医師、薬剤師、看護師その他の医療の担い手と医療を受ける者との信頼関係に基づき、及び医療を受ける者の心身の状況に応じて行われるとともに、その内容は、単に治療のみならず、疾病の予防のための措置及びリハビリテーションを含む良質かつ適切なものでなければならない。 2　医療は、国民自らの健康の保持増進のための努力を基礎として、医療を受ける者の意向を十分に尊重し、病院、診療所、介護老人保健施設、介護医療院、調剤を実施する薬局その他の医療を提供する施設（以下「医療提供施設」という。）、医療を受ける者の居宅等（居宅その他厚生労働省令で定める場所をいう。以下同じ。）において、医療提供施設の機能に応じ効率的に、かつ、福祉サービスその他の関連するサービスとの有機的な連携を図りつつ提供されなければならない。
■第一条の四	医師、歯科医師、薬剤師、看護師その他の医療の担い手は、第一条の二に規定する理念に基づき、医療を受ける者に対し、良質かつ適切な医療を行うよう努めなければならない。 2　医師、歯科医師、薬剤師、看護師その他の医療の担い手は、医療を提供するに当たり、適切な説明を行い、医療を受ける者の理解を得るよう努めなければならない。 3　医療提供施設において診療に従事する医師及び歯科医師は、医療提供施設相互間の機能の分担及び業務の連携に資するため、必要に応じ、医療を受ける者を他の医療提供施設に紹介し、その診療に必要な限度において医療を受ける者の診療又は調剤に関する情報を他の医療提供施設において診療又は調剤に従事する医師若しくは歯科医師又は薬剤師に提供し、及びその他必要な措置を講ずるよう努めなければならない。 4　病院又は診療所の管理者は、当該病院又は診療所を退院する患者が引き続き療養を必要とする場合には、保健医療サービス又は福祉サービスを提供する者との連携を図り、当該患者が適切な環境の下で療養を継続することができるよう配慮しなければならない。 5　医療提供施設の開設者及び管理者は、医療技術の普及及び医療の効率的な提供に資するため、当該医療提供施設の建物又は設備を、当該医療提供施設に勤務しない医師、歯科医師、薬剤師、看護師その他の医療の担い手の診療、研究又は研修のために利用させるよう配慮しなければならない。
■第一条の五	この法律において、「病院」とは、医師又は歯科医師が、公衆又は特定多数人のため医業又は歯科医業を行う場所であつて、二十人以上の患者を入院させるための施設を有するものをいう。病院は、傷病者が、科学的でかつ適正な診療を受けることができる便宜を与えることを主たる目的として組織され、かつ、運営されるものでなければならない。 2　この法律において、「診療所」とは、医師又は歯科医師が、公衆又は特定多数人のため医業又は歯科医業を行う場所であつて、患者を入院させるための施設を有しないもの又は十九人以下の患者を入院させるための施設を有するものをいう。
■第七条	7　営利を目的として、病院、診療所又は助産所を開設しようとする者に対しては、第四項の規定にかかわらず、第一項の許可を与えないことができる。
■第五十四条	医療法人は、剰余金の配当をしてはならない。

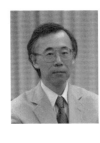

著者

尾形裕也（Hiroya Ogata）

九州大学名誉教授

1952 年、兵庫県神戸市生まれ。東京大学工学部・経済学部卒
業後、1978 年に厚生省入省。年金局、OECD 事務局（パリ）を
経て、厚生省大臣官房・保健医療局・保険局・健康政策局課長
補佐を務める。1989 〜 2001 年、在ジュネーブ日本政府代表部
一等書記官、千葉市環境衛生局長、厚生省看護職員確保対策
官、国家公務員共済組合連合会病院部長、国立社会保障・人
口問題研究所社会保障応用分析研究部長を歴任。2001 〜 2013
年、九州大学大学院医学研究院教授。2013 〜 2017 年、東京大
学政策ビジョン研究センター特任教授。2013 年より現職。主
な著書に『21 世紀の医療改革と病院経営』（日本医療企画、
2000、吉村賞受賞）、『看護管理者のための医療経営学　第 3
版』（日本看護協会出版会、2021）、『この国の医療のかたち
医療政策の動向と課題』（日本看護協会出版会、2022）など。
共編著・監修に『看護経済学』（法研、2002）、『医療制度改革
と保険者機能』（東洋経済新報社、2003）、『医療経営の基本と
実務（上）（下）』（共監修、日経メディカル開発、2006）など
がある。

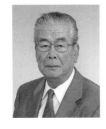

岩永勝義（Katsuyoshi Iwanaga）

1938 年、長崎県諫早市生まれ。1964 年、熊本大学医学部卒業。
1969 年、熊本大学大学院医学研究科修了。医学博士。1969 年、
熊本大学医学部付属病院に入職の後、1970 年より熊本中央病
院に入職。1972 年〜 1979 年、久留米大学非常勤講師（第三内
科）を兼摂。1975 年、北米短期留学（アメリカ合衆国、カナダ）。
1995 年、熊本中央病院診療部長を経て、1999 年、熊本中央病
院院長、2009 年、熊本中央病院名誉院長。2001 年より九州
大学医学部非常勤講師。専門分野は循環器内科。2016 年逝去。

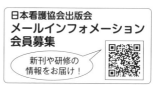

日本看護協会出版会
メールインフォメーション
会員募集

新刊や研修の
情報をお届け！

「志なき医療者は去れ！」
岩永勝義、病院経営を語る　増補改訂版

2023 年 8 月 10 日　　第 1 版第 1 刷発行　　　　　　　　　　　　　　　〈検印省略〉

著者
尾形裕也

発行
株式会社 日本看護協会出版会
〒 150-0001 東京都渋谷区神宮前 5-8-2 日本看護協会ビル 4 階
〈注文・問合せ / 書店窓口〉TEL 0436-23-3271　FAX 0436-23-3272
〈編集〉TEL 03-5319-7171
〈ウェブサイト〉https://www.jnapc.co.jp

装丁
齋藤久美子

印刷
株式会社 教文堂